백만 번째 기적

참 특이한 병원 환우들의 특별한 기적 이야기

백만 번째 기적

이송미 지음

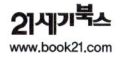
www.book21.com

마법 같은 기적을 만드시길 바라며

_____ 님께 드립니다.

차 례

프롤로그 새로운 세상에서 만난 가슴 벅찬 기적 이야기

1장 죽음의 절망을 공유한 사람들

01 _ 뭐, 암이라고? 17
02 _ 계속되는 질병의 굴레 20
03 _ 절망 속에서 만난 참 특이한 병원 23
04 _ 새로운 만남, 새로운 치료 27
05 _ 치열한 투병 일상 31
06 _ 아픔을 공유하는 공동체 35

2장 특이한 병원의 새로운 치료

01 _ 새로운 개념의 기 의학 '자기조절법' 41
02 _ 우주 안의 나, 나 안의 우주 '운기체질' 49
03 _ '자석 소년' 구한서 원장님 56
04 _ 어머니의 변 소동 61

3장 평범한 그들의 위대한 기적

01 _ 40년 아토피 인생, 김 선생님	67
02 _ 임파선암을 이겨낸 경순 할머니	73
03 _ 서울 자기원에서의 하루	78
04 _ 중풍 환우 내과의사 최 원장님	81
05 _ 개구쟁이 정우의 원인 모를 병	86
06 _ 다친 새를 살려 보내며	91
07 _ 말기 암 환우 승자 할머니	96
08 _ 용감한 탈북자의 마법 같은 치유력	101
09 _ 외로운 환우들의 마음의 사랑방	106
10 _ 온갖 병에서 해방된 순화 씨	110
11 _ 공황장애 지영 씨의 인생 반전	115
12 _ 잘 낫는 환자, 잘 낫지 않는 환자	122
13 _ 세상을 떠난 박 사장님	129
14 _ 죽음에 대처하는 현명한 자세	133
15 _ 만인에게 평등한 병원	137
16 _ 전신경화 경희 씨의 새로 얻은 삶	140
17 _ 정월대보름 윷놀이	146

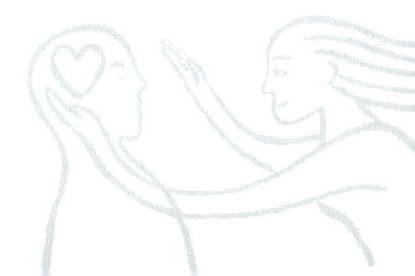

4장 완전한 치유의 기술

01 _ 어머니의 아토피 투병기　　　　　　　151
02 _ 희망을 처방하는 병원　　　　　　　　157
03 _ 완전한 치유의 기술　　　　　　　　　164
04 _ 자연의 무한한 치유력　　　　　　　　171
05 _ 최고의 의사, 최고의 치료　　　　　　174
06 _ 똑똑한 환자의 투병 지혜　　　　　　 178
07 _ 어머니의 초기 중풍 극복기　　　　　 182

5장 삶을 구원할 무한한 동력

01 _ 건강한 삶의 원동력　　　　　　　　　187
02 _ 긍정적인 마음의 힘　　　　　　　　　192
03 _ 과학이 인정한 '상상치료'　　　　　　199
04 _ 소록도 환우들을 그리며　　　　　　　204
05 _ 웃음치료 교실에서의 하루　　　　　　210
06 _ 질병 치유로서의 책 읽기　　　　　　 214
07 _ 도토리 다섯 알　　　　　　　　　　　224
08 _ 종훈아, 사랑해　　　　　　　　　　　227
09 _ 삶을 구원할 위대한 동력　　　　　　 231

6장　마법 같은 기적의 키워드

01 _ 식물을 기르는 즐거움　　　　　　　　　　239
02 _ 병을 치유하며 삶을 치유　　　　　　　　　245
03 _ 기적의 시크릿　　　　　　　　　　　　　250

에필로그　내 삶의 '특별한 선물'인 그 시절을 그리며

질병을 치료하는 절대적인 힘은
'의사'에게 있는 것이 아니라 '환자' 자신에게 있습니다.
자기원에서 기적을 낳은 환자들은 물론이고,
세상에는 의학적으로 설명할 수 없는 기적 같은
치료 사례가 셀 수 없이 많습니다.
그런 기적은 모두 환자가 만든 것이지요.
어떤 불치병도 포기하지 말고 삶에 대한 희망을
가지시길 바랍니다. 자신에게는 어떠한 병도
이겨낼 힘이 있다는 사실을 굳게 믿고 의지를 갖는다면,
질병의 고통에서 벗어날 수 있습니다.

_ 에필로그 중에서

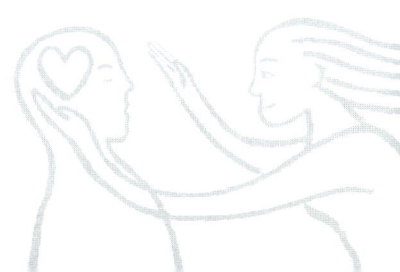

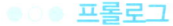 프롤로그

새로운 세상에서 만난 가슴 벅찬 기적 이야기

느닷없이 뒤통수를 치며 불행은 찾아왔습니다. 평소 건강하시던 어머니가 갑자기 아토피를 앓으면서 말로는 다 못할 고생을 하게 되었지요. 온갖 고통을 겪으면서 질병 치유에서 중요한 생활의 가치에 눈뜨게 되었고, 의식주 전반에서 자연주의 생활요법을 실천하면서 모진 아토피의 굴레를 벗어날 수 있었습니다.

그러나 그 후 어머니께 중풍 전조증이 나타났고, 다시 암이라는 무서운 진단을 받으셨지요. 그렇게 9년을 살았습니다. 병든 삶이 겪어야 하는 고통과 슬픔을 무겁게 진 채.

그 절망의 늪에서 '한서자기원'이라는 한 대안의학 병원을 찾았고, 그곳에서 고정관념을 허물고 새로운 세상을 만났습니다.

한서자기원은 참으로 특이한 병원입니다. 세계 최초로 '자기조절법'이라는 새로운 개념의 기(氣) 의학을 만들어 수만 명의 난치병 환자를 치료한 곳이고, 사랑과 희망을 치유 에너지로 불어넣는 따뜻한 병원입니다. 기존 의학의 한계에 좌절해 있던 제게 또 다른 가능성을 보여주었고, 생명과 세상을 보는 새로운 눈을 열어준 곳이지요.

그곳에서 저와 어머니는 질병의 고통을 함께 나눌 환우들을 만나고, 그들과 더불어 희망을 일구어왔습니다. 그리고 불치라고 선고받은 병을 꿋꿋하게 이겨내는 환우들을 즐겁게 지켜볼 수 있었지요.

죽음을 바라보는 말기 암환자들, 온몸이 굳어가는 희귀병 주부, 자살충동에 시달리는 공황장애 젊은이, 발병 원인조차 몰라 애를 태우는 난치병 환우들, 고약한 만성병을 평생 달고 사는 어른들, 태어나면서부터 병과 싸우는 아이들……

병원에서 치료를 포기한 그들이 "나을 수 없다"는 세상의 편견을 깨고 당당하게 병을 이겨내는 모습을 가슴 벅차게 볼 수 있었습니다. 절망의 끝에서 오직 기적만을 꿈꾼 난치병 환우들이 만드는 눈물겨운 기적의 드라마를!

자기원은 죽음 앞에서 치열하게 하루하루를 사는 환자와 그 가족의 애틋한 삶이 있는 병원입니다. 극한 절망과 극한 희망이 어우러지고, 죽음과 삶이 공존하며, 눈물과 웃음을 시계추처럼 오가는 일상이 빚어내는 공간이지요. 그리고 인간의 무한한 가능성을 일깨우는 마법 같은 기적이 펼쳐지는 세상입니다.

자기원과 더불어 4년의 세월을 보내면서 어머니는 건강한 몸과 마음을 되찾으셨고, 저는 아주 많은 것을 배우고 얻을 수 있었습니다.

이 책은 제가 살아낸, 조금은 특별한 시간에 대한 기억입니다. 제 인생의 가장 힘들었던 한때이자, 제 삶의 크나큰 선물과도 같은 한 시절에 대한 기록이지요. 생명의 불꽃이 꺼지는 혹독한 시련을 이겨낸 '행복한' 환우들이 전하는 병과 삶의 치유에 대한 보고입니다.

개인적인 아픔을, 그것도 아픔의 연속이었던 오랜 투병과 간병의 시간을 사람들 앞에 들추어내기가 사실은 좀 민망했습니다. 그러나 용기를 내어 제 어머니와 난치병 환우들의 투병기를 세상에 내놓는 이유는 오직 하나입니다.

죽음의 문턱에서 살아나 다시 세상 속으로 당당히 돌아간 사람들. 평범한 그들이 만든 특별한 기적 이야기가, 지금 암담한 절망 속에 있는 이들에게 힘을 줄 것이라고 믿기 때문이지요. 그들이 만든 기적의 노하우를 거울삼아 절망적인 삶의 극적인 반전을 이루어내시길 바랍니다. 죽음의 선고를 받고도 유쾌하게 병을 이겨낸 기적의 주인공들처럼 말입니다.

1장

죽음의 절망을 공유한 사람들

01 _ 뭐, 암이라고?

02 _ 계속되는 질병의 굴레

03 _ 절망 속에서 만난 참 특이한 병원

04 _ 새로운 만남, 새로운 치료

05 _ 치열한 투병 일상

06 _ 아픔을 공유하는 공동체

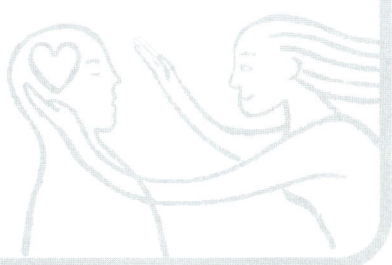

▶ 사람과 사람의 진정한 인연은 '아픔'을 공유하는 데서 시작되는지도 모른다. 자기원의 환우들은 차츰 아픔을 공유하는 질병공동체로, 아니 희망공동체로 힘든 삶을 헤쳐 나아갔다.

01

뭐, 암이라고?

시계를 보니 점심때가 되었다. 기다리기 시작한 지 두 시간이 넘었다. 시간은 더디게만 갔고, 그 긴 기다림의 시간이 불안감을 더욱 키웠다. 보름 전 어머니는 암이 의심된다는 1차 진단을 받았다. 그 후 조직검사와 MRI(자기공명영상검사) 촬영을 거쳐 최종 진단을 듣기 위해 다시 병원을 찾은 것이다. 우울한 모습의 환자와 가족들로 붐비는 대학병원의 진료실 앞에서, 나와 어머니 역시 초조한 마음을 달래고 있었다.

드디어 어머니의 이름이 호명되어 진료실 안으로 들어섰다. 진료실 안에도 많은 환자와 가족들이 대기 상태로 기다리고 있었다. 앉을 자리가 없어 선 채로 의사의 진료 과정을 지켜보았다.

한 젊은 여성이 진료할 차례가 되어 의사 앞으로 갔다. 삼십 대 초반으로 보이는 그녀는 곧 암이라는 진단을 받았다. 젊은 나이에 암이라는 말을 들은 그녀는 바로 울음을 쏟았다. 남의 일 같지가 않아서 계속 입안이 말랐다.

몇 사람을 더 거친 후에 어머니가 진료받을 차례가 되었다. 컴퓨터 모니터를 통해 MRI 사진을 본 담당 의사가 진단 결과를 말했다.

"자궁에 1센티미터가 넘는 악성종양이 있습니다. 사진에서 여기 이 부분인데요. 2기의 자궁경부암입니다."

순간 눈앞이 아득했다. 정지된 화면처럼 모든 것이 멈춘 것 같았고, 말을 하기조차 어려웠다. 애써 정신을 차리고 의사에게 물었다.

"선생님, 혹시 검사가 잘못된 건 아닐까요?"

"암 맞습니다. 확실합니다."

"그럼, 앞으로 어떻게 해야 합니까?"

"수술치료를 하는 방법도 있고, 약물치료를 하는 방법도 있습니다."

"그러면 완치할 수 있습니까?"

"현재로서는 뭐라고 장담할 수는 없습니다. 다음 진료를 예약하시고 그때 구체적으로 치료방법에 대해 얘기하시지요. 그럼, 다음 환자?"

옆에 서 있던 다음 환자가 앞으로 나오면서 우리는 더 이상 무얼 물어볼 수도 없는 상황이 되어 뒤로 밀려났다. 어머니와 나는 진료실 밖으로 나왔고, 아무 말도 할 수가 없었다. 우리보다 먼저 암 진단을 받은 젊은 여성이 복도에서 울고 있었다.

우리도 속으로 울었다. 암 진단으로 충격을 받으신 어머니에게 뭔가 위로의 말을 해야 하는데, 나는 머리가 마비된 것처럼 아무 생각도 나지 않았다. 끝이 보이지 않는 절벽 아래로 하염없이 떨어지는 것만 같았다.

02

계속되는 질병의 굴레

어머니는 칠순을 바라보는 노인이시다. 3년간 앓아온 중증 아토피를 적극적인 생활요법으로 이겨내신 분이다. 그 후 얼마간 중풍 전조 증상이 나타났지만, 그것도 강한 치유의지와 생활 관리로 모두 이겨내셨다. 오랜 투병생활을 접고 이제는 질병의 굴레에서 벗어나 건강을 되찾았다고 기뻐할 무렵, 그렇게 다시 암 진단을 받았다.

암이 어떤 병인가. 현대인의 사망 원인 1위인 공포의 난치병 아닌가. 암으로 사망한 친지들의 얼굴이 떠올랐고, 암환자가 죽어가는 모습을 보여준 영화가 머릿속을 스쳤다.

아토피나 중풍보다 더 무서운 암이 이제 우리 앞에 등장한 것이다. 힘겹게 산을 넘어오자 더 험한 산을 만난 것처럼 참담한 심정이었다. 왜 이런 시련이 계속되는 것일까. 느닷없이 찾아온 암 앞에서 가혹한 운명을 원망해야만 했다.

암이라는 진단 결과를 들은 후 어머니 역시 나만큼, 아니 나보다 더 충격을 받으셨다. 병원에서 집으로 오는 내내 어머니는 아무 말씀이 없으셨다. 굳은 얼굴로 집으로 돌아오신 후에야 말문을 여셨다.

"나는 이제 살 만큼 살았다. 병원 치료는 하지 않고, 사는 데까지 살다가 갈란다."

병원에서 완치한다는 보장이 없는데 치료를 하느라 시달리면서 죽기 싫다는 생각이셨다. 의학적 지식이 거의 없으신 어머니도 현대의학의 암 치료가 부작용이 만만치 않다는 것을 알고 계셨다.

이미 가까운 친구 분이 초기 자궁암 진단을 받고 수술과 항암치료를 했지만, 큰 고통을 겪으며 돌아가시는 모습을 지켜보셨다. 어머니의 사돈인 내 남동생의 장모님 역시 초기 자궁암 진단을 받고 수술을 하셨지만 1년 뒤 재발해서 고통스럽게 돌아가신 터라, 병원의 암 치료 수준을 판단하는 나름의 잣대를 갖고 계셨다. 평소에도 몸에 칼을 대는 것은 가급적 피해야 한다고 말씀하신 고지식한 어른이기에 병원 치료를 극구 마다하셨다.

나는 어떻게 해야 할지 판단이 서지 않았고 혼란스럽기만 했다. 뇌세포가 굳은 것처럼 아무 생각도 할 수 없는 상황에서, 한 분의 모습이 떠올랐다. 대안의학자 구한서 선생님이다. 구 선생님은 '자기조절법'이라는 새로운 대안의학으로 많은 난치병 환자를 치료해오신 재야의학자이시다.

구한서 선생님을 알게 된 것은, 몇 해 전 일했던 잡지사에서 선생님을 취재한 선배 기자를 통해서였다. 선배와의 인연으로 선생님을 몇 차례 뵙기도 했다. 그러나 당시 의학에 관심이 없었던 나는 선생님의 치료법에 대해 크게 알려고 하지 않았다.

다분히 과학만능주의에 빠져 있던 나는 과학적으로 증명되지 않은 대안의학에 마음이 가지 않았던 것이 사실이다. 수많은 난치병 환자를 낫게 했다는 선배의 말도 그대로 믿을 수는 없었다. 그런 기적이란 건, 어느 정도 과장되어 전해질 것이라고 여겼다.

다만 구 선생님의 의학을 제대로 공부한 그 선배 기자와 잡지사 편집장님이 선생님을 대단히 존경하는 모습은 인상적이었다. 그리고 어떤 환자에게도 마음을 다하시는 선생님의 따듯한 모습이 뇌리 속에 선명히 남아 있었다.

어머니가 암 진단을 받던 날, 그 절망적인 상황에서 섬광처럼 떠오른 구한서 선생님을 나는 바로 찾아뵙기로 했다. 병원에서 담당 의사를 다시 만나려면 일주일을 기다려야 하는데, 그 시간이 너무 길게 느껴졌다. 불안한 마음에 당장 뭐라도 해야 할 것 같았다. 어머니가 암 진단을 받은 충격 때문이리라.

나는 어머니를 모시고 선생님이 계신 곳으로 갔다. 또 하나의 길을 연 대안의학자 구한서 선생님에게서 새로운 가능성을 찾게 될지도 모른다는 막연한 희망을 안고.

03

절망 속에서 만난
참 특이한 병원

한서자기원은 구한서 선생님이 진료하시는 대안의학 병원이다. 서울에 본원이 있고, 내가 사는 대구에 그 분원이 있다. 선생님은 매주 월요일과 화요일에 대구로 오셔서 직접 진료하셨다. 일흔이 넘은 연세에도 정정하게 서울과 대구를 오가며 환자를 치료하고 계셨다.

구한서 선생님은 몇 년 전에 본 나를 기억하시고 반갑게 맞아주셨다. 어머니를 소개시켜 드리고, 오전에 병원에서 암 진단을 받았다는 말씀을 드렸다.

"그래서 그렇게 울상이야? 암이 뭐가 그리 대수라고. 나이가 들거나 살다 보면 암이 생기는 사람이 많아. 하지만 암을 두려워하지 않고, 생활에 주의하면 크게 문제 되지 않는 경우가 많아. 또 마음먹기에 따라 얼마든지 없앨 수도 있지. 심각하게 받아들일 것 하나도 없으니까, 마음을 평안하게 가져요."

마치 감기환자를 대하듯이 어머니의 병을 대수롭지 않게 여기셨다. 모든 병이 그렇듯 암도 환자 스스로 다스릴 수 있는 병이므로 속을 끓일 필요가 없다는 말씀이셨다. 악성종양이 있어도 건강하게 살아가는 이들이 많다고도 하셨다.

"걱정하지 마라. 문제 될 게 없다"는 선생님의 말씀은 캄캄함 어둠 속에서 만난 구원(救援)의 말이었다. 설령 그것이 위로의 말이라고 해도 "괜찮다"는 말을 간절히 듣고 싶었는지도 모른다. '그 말을 듣기 위해 이곳에 왔구나' 하는 생각마저 들었다.

'맞아! 어머니와 나는 아토피도 극복했고 중풍도 이겨냈지. 환자의 노력으로 무슨 병이든 이겨낼 수 있다는 것을 이미 경험했잖아. 암이라고 못하겠어? 분명히 이겨낼 거야.'

나는 선생님의 말씀을 들으며 정신이 번쩍 나는 것 같았고, 다시 살아갈 기운을 차릴 수 있었다. 멍한 채 자기원에 들어섰던 나는, 그제야 정신을 차리고 자기원을 둘러보았다. 그곳은 혼잡하고 우울하고 울음을 삼키는 환자로 가득했던 몇 시간 전의 병원과는 너무나 다른 세상이었다.

대안의학 병원이라면 일반 병원에서 희망이 없다고 선고한 난치병 환자들이 많은 곳이다. 그럼에도 그곳은 평온해보였다. 일반 가정집으로 된 병원 건물이며, 간간이 들리는 웃음소리와 평범한 일상의 보통 사람들처럼 보이는 환자들이 그곳에 있었다. 암 진단을 받은 대학병원에서 얼마 떨어지지 않은 거리에, 그렇게 다른 세상이 있다는 것이 신기하기만 했다.

낯선 곳에서 얻은 희망

어머니는 자기원에서 진료를 받기 위해 침대에 누우셨다. 자석으로 만든 작은 조절기를 손과 발에 붙이는 것이 검사의 과정이자 치료의 과정이다. 아프거나 불편한 것이 전혀 없기에 어머니는 잠이 드셨다. 암이 의심된다는 말을 처음 듣던 날부터 아마도 어머니는 불안한 마음에 제대로 주무시지 못했을 것이다. 심신의 피로가 쌓인 탓인지 코까지 골면서 주무셨다.

두 시간 동안 자기원 고유의 검사를 마친 어머니는 현재의 몸 상태에 대해 설명을 들으셨다. 어머니는 선천적으로 신장에 좋은 기인 정기(正氣)가 약한 체질이며 현재는 간에 나쁜 기인 사기(邪氣)가 강하므로, 신장의 기능을 강화하고 간의 사기를 눌러 몸의 균형을 찾는 데 주력할 것이라는 내용이었다.

그때는 그 말을 제대로 이해할 수 없었다. 그러나 분명히 나을 수 있다는 것을 알게 되어 투병의지를 가진 것만으로도 충분했다. 결국 그 희망이 다시 나를 일으켜 세운 출발점이 되었다.

잡지사 선배로부터 자기조절법의 임상정보를 들었던 나와 달리, 어머니는 자기치료에 대한 기대감이 없으셨다. 그저 내가 자기원에 가보자고 해서 무심히 따라나서신 것이다. 수심이 가득한 내가 해보자는 것을 순순히 들어주자는 생각이셨다.

어머니는 큰 기대감이 없이 자기조절을 시작하셨지만, 그날 밤 편안하게 주무셨고 며칠째 계속되던 하혈도 멈췄다. 몇 차례 속옷에 묻어난 혈액 때문에 불안감이 컸는데, 바로 출혈이 멈춘 것이다.

사실 그 외에 다른 이상은 없었다. 아토피와 중풍을 이겨내면서 바른 식생활을 하고 운동도 꾸준히 해서 비교적 건강한 편이셨다. 하지만 속옷에 묻어나는 혈흔을 볼 때면 마음이 심란해졌고, 몸 어딘가에 있는 암세포를 의식할 수밖에 없었다.

그러나 자기조절을 시작한 후 출혈이 멈추었고, 며칠이 지나자 몸이 한결 가벼워졌다며 좋아하셨다. 병원에서 암 진단을 받던 날, 다음 진료를 예약하고 왔지만 어머니는 더 이상 병원에 갈 필요가 없다고 하셨다.

몸 상태가 좋아진다는 것을 스스로 느끼시면서, 나보다 먼저 자기조절법에 대해 강한 믿음을 보이셨다. 암 진단을 받을 때의 그 어둡고 우울하던 분위기는 사라지고, 희망찬 모습으로 "곧 건강해질 테니 아무 걱정 하지 마라"며 나를 위로하기까지 하셨다.

어머니의 그런 변화는 놀라웠고, 내가 미처 모르는 뭔가가 자기조절법에 있다는 것을 짐작할 수 있었다. 아토피와 중풍 치료 때 그랬던 것처럼, 나는 암에 대해 그리고 자기조절에 대해 공부하기 시작했다.

결국 우리는 진료 예약을 한 대학병원에 가지 않았다. 그리고 한서자기원이라는 참으로 특이한 병원에서 독특한 방법으로 치료를 받으며 투병생활을 시작했다.

04

새로운 만남,
새로운 치료

    본격적으로 암 치료를 시작한 어머니는 매일 자기원에 가셨다. 범어산의 끝자락에 위치한 자기원은 건물 뒤편에 대나무 숲이 있다. 범어산은 대구 수성구에 위치한, 숲이 아름다운 산이다. 그 산의 영향으로 자기원은 공기가 맑고, 자연의 정취를 접할 수 있다. 그곳에서 5분 정도 걸어가면 나오는 사거리는 교통량이 많고 번잡하지만, 자기원은 자연의 기운을 느낄 수 있는 전원 같은 곳이다.

    대구 자기원은 일반 가정집을 개조해 만든 병원이다. 1층에 초진 환자 진료실과 치료를 하면서 쉬는 남자 방, 여자 방이 있고, 지하에 작은 휴게실이 있다. 2층은 원장님이 기거하시는 생활공간이다.

    대구 자기원에는 몇 분의 직원들이 있다. 한의사 출신인 이동진 부원장님은 원장님과 함께 환자를 진료하신다. 오랫동안 원인 모를 병으로 죽음 직전까지 간 부원장님은 구한서 원장님의 치료로 건강을 되찾았고, 그 후 자기원에서 일하고 계신다. 환자의 아픔을 잘 헤아리고 치유의지를 북돋우는 자상한 의사이시다.

부원장님 외에도 진료를 보조하는 간호사 역할을 하는 분들이 있다. 칠순을 바라보는 최고참 직원인 성순영 선생님도 20여 년 전 환자로 자기원에 왔다가 병을 치료한 후 원장님의 일을 돕게 되셨다.

"서울 자기원은 직원들이 대부분 남자인데, 대구 자기원은 직원들이 모두 여자라서 내가 왕따를 당하는 것 같아."

구한서 원장님이 자주 하시는 농담이다. 그 우스갯소리가 전혀 근거가 없는 건 아니다. 그만큼 여성 특유의 밝고 명랑한 분위기를 가진 곳이 대구 자기원이다.

자기원은 병원이라기보다는 편안한 이웃집 같다. 권위 의식이 전혀 없으신 구한서 원장님은 청년들과 어울려 허물없이 대화를 즐기신다. 이동진 부원장님 또한 꼬마 환자들과 놀아줄 만큼 환우들과 격의 없이 지내신다.

소녀 같으신 성순영 선생님은 할머니 환자들과 어울리며 웃음꽃을 피우실 때가 많다. 자기원은 어렵거나 주눅이 들게 하는 병원이 아니라, 마음의 빗장을 쉽게 열도록 하는 너무나도 인간적인 공간이다.

자기원이라는 특이한 병원에서 그곳 의료진의 도움을 받으며 어머니는 치료를 시작하셨다. 암 치료라고는 하지만 손가락과 발가락에 자석으로 만든 콩알만 한 조절기를 두 시간 정도 붙이면 되는 간단한 치료법이다. 보통 조절기를 붙이고 잠을 자거나 책을 읽거나 다른 환우들과 이야기를 나누면서 시간을 보낸다.

사교적인 성품의 어머니는 자기원에 다니기 시작한 날부터 바로 친구를 사귀셨다. 그리고 어떤 환자들이 다니는지, 누가 어떤 병을 어느 정도 나았는지, 얼마나 멀리서도 환자들이 오는지 하는 환자들의 시시콜콜한 일상을 두루 알게 되셨다.

어머니는 온몸이 굳어가는 희귀병을 앓는 경희 아주머니, 신장 기능이 저하된 성우 할머니, 공황장애를 앓는 안강 아주머니와 특히 친하게 지내셨다.

관절염을 치료하는 엄마를 따라 매일 자기원에 오는 아기 유정도 어머니의 각별한 애정을 받았다. 어머니는 측은한 마음에 유정을 자주 안아주며 귀여워하셨다. 돌이 막 지난 유정은 자기원 바닥을 열심히 기어 다녔다. 자기원의 구석구석을 누비고 다니며 환우들에게 두루 사랑을 받았다.

자기조절을 시작한 어머니는 그 후 4년 동안 매일 자기원에 나가셨다. 꼭 치료를 하기 위해서라기보다는, 친구 할머니들과 어울리기 위해, 집에서 한 음식을 환우들과 나누어 먹기 위해, 시골에서 기른 채소를 가져온다는 환우를 만나기 위해, 뭔가를 싸게 판다는 곳을 물어보기 위해, 손자를 본 할머니에게 축하 인사를 하기 위해, 어려움을 겪는 환우에게 위로의 말을 건네기 위해, 그렇게 날마다 동네 사랑방이라도 가듯 자기원에 다니셨다.

나도 처음 얼마간은 어머니를 따라 매일 자기원에 나갔다. 어머니가 자기원 생활에 적응하신 후로는 매주 이틀, 주로 환자들이 많은 월요일과 토요일에 자기원에 나가 이런저런 일을 도왔다. 일손이 부족할 때가 많은 자기원에서 문의 전화를 받거나 조절기를 붙일 반창고를 자르거나 걷기 불편한 환자를 부축하거나 생활 치유법을 아는 대로 설명해주기도 하면서 4년의 세월을 보냈다.

그러는 사이 나도 모르게 '자기원의 자원봉사자'라는 호칭을 얻었다. 봉사라는 말은 당치도 않은 것이리라. 암 선고라는 무서운 절망을 벗게 해준 자기원은 내게 너무나 고마운 곳이다. 그리고 동병상련(同病相憐)의 마음으로 그곳 환우들에게 작은 도움이나마 될 수 있다는 사실이 오히려 내게 힘을 주었다.

나는 그 새로운 세계에서 많은 사람들을 만나고 값진 경험을 할 수 있었다. 난치병 환우들과 함께 울고 웃었던 그 4년의 세월은, 내 삶에서 더없이 소중한 것을 얻는 배움의 나날이었다.

05

치열한 투병 일상

　자기원은 세계에서 유일하게 자기조절법으로 치료를 하는 대안의학 병원이다. 그러다 보니 전국에서, 아니 해외에서까지 난치병 환자들이 찾아온다. 타 지역에서 온 다른 말씨를 쓰는 환자들이 모여서 아픔을 나누는 좀 특별한 공간이다.

　자기원에 다니기 시작하면서 나는 많은 난치병 환자들을 만났다. 원인을 알 수 없는 병으로 온몸이 굳어가는 사람이 있는가 하면, 병원 검사에서는 이상이 없는데도 몸을 흔들거나 신체 일부가 마비되어 제대로 움직일 수 없는 사람도 있었다. 또 자율신경의 이상으로 바닥이 울렁거려서 잘 걸을 수 없는 사람도 있고, 배란성 생리출혈로 한 달에 보름간이나 생리를 하는 여성도 있었다. 틱장애, 대퇴골두 무혈성 괴사증, 프레더 윌리 증후군, 혈소판감소증 등 많은 희귀병 환자들을 만날 수 있었다.

일반 병원에서 살날이 얼마 남지 않았다는 사형선고와도 같은 진단을 받고 자기원에 오는 환자들도 많았다. 희망이 없는 날들을 견디며 죽음을 바라보는 그들의 모습에는 비애만 가득했다. 굳은 얼굴, 우울한 말씨, 여윈 몸을 한 그들에게서, 가슴을 새까맣게 태웠을 상흔을 쉽게 읽을 수 있었다.

절망의 끝에 선 그들은 오직 기적만을 바라며 찾아온 자기원에서 새로운 치료를 시작하고, 새로운 희망을 만들어간다. 상처투성이가 된 몸과 마음으로 다시 희망을 일구는 그들의 모습을 볼 때면 눈물겨울 때가 많다.

때로는 완강하게 마음의 문을 닫고 있는 환자도 만난다. 가족의 권유로 마지못해 자기원까지 왔지만, '불치'라는 병원의 진단에 매여 희망을 완전히 놓은 것이다. 그들도 처음에는 마음을 추스르고 살길을 찾았을 것이다. 애써 희망을 갖고 여러 치료를 해보다가 호전되지 않자 포기하고, 다시 새로운 요법에 매달리다 또 포기하면서 오랜 시간을 보냈을 것이다. 그런 이들이 마음의 문을 닫게 된 것은 당연한 일인지도 모른다.

지친 모습은 환자 가족들도 마찬가지이다. 환자만큼 고통의 짐을 진 얼굴로 자기원을 찾는 환자 가족들을 볼 때면 내 모습을 돌아보게 되었다. 언젠가 한번은 어느 부인이 평온한 얼굴로 잘 걷지도 못하는 남편을 부축하며 찾아온 적이 있었다. 간암말기인 남편을 오래 간병했다는 그녀는, 희망이 거의 없는 상태였지만 남편에게 정성을 다했고 자기원 환우들에게도 늘 미소 띤 얼굴로 공손하게 인사했다. 미소를 보내던 그녀의 평상심이 내 가슴을 더 아리게 했다. 그 평온해 보이는 얼굴 너머에 숨어 있을 아픔을 헤아릴 수 있기에. 그녀의 미소에 마음이 더 울컥했던 것은, 나 역시 환자 가족이기 때문일 것이다.

병마의 고통은 환자들을 이기적으로 만들기도 한다. 겨울에는 햇볕이 잘 드는, 여름에는 시원하게 바람이 잘 드는 자리를 맡기 위해 서로 아옹다옹할 때도 있다. 환자들이 많이 몰려 혼잡한 주말이나 공휴일에는 진료 순서를 두고 다투기도 한다. 누군가 떠들어 편히 쉴 수 없다고 종종 감정싸움을 벌이는 이들도 있다. 남을 이해하고 배려하기에는 자신의 고통이 너무 큰 탓이리라.

예민한 환자들은 작은 자극에도 쉽게 상처를 받는다. 누군가의 말 한마디에, 누군가의 눈물에 그리고 누군가의 악화된 병세에 바로 과민한 반응을 보이고 마치 전염병 환자들처럼 우울한 감정에 빠르게 젖어들곤 한다.

그러나 감정의 기복이 큰 환자일수록 작은 호의에도 감사하고, 작은 위안에서 새로운 희망을 찾기도 한다. 죽음을 바라보고 있는 이들일수록 모든 허울을 벗고 자신의 진솔한 모습을 고스란히 드러낸다.

자기원은 죽음 앞에서 치열하게 하루하루를 살아가는 환자와 그 가족들의 애틋한 일상이 있는 곳이다. 동시에 죽음 앞에서도 보통 사람이라는 것을 느끼게 하는 환자들의 평범한 일상이 공존하는 곳이다.

언제 이승을 떠날지 모르는 중증 상황인데도 화장을 꼬박꼬박 하는 부인이 있다. 복수가 차올라 임산부같이 배가 나온 어느 말기 암 환자는 흰머리가 보기 싫다며 염색하는 법을 배운다. 아파 죽겠다고 하면서도 마음에 드는 가방을 보면 어디서 샀는지 묻는다. 아기를 보면 모두 예쁘다고 한 번씩 안아주고, 꼬마들의 재롱에 박수를 보내기도 한다. 죽음을 앞둔 사람들이라고는 믿기지 않을 만큼 일상적인 모습을 보이는 것이다. 오랜 투병생활로 인해 질병의 고통에도 익숙해진 탓이리라.

일반 병원에서 포기한 난치병 환자들이 찾는 대안의학 병원인 한서자기원. 그 작은 병원에서는 날마다 극한 절망과 극한 희망이 어우러지고, 죽음과 삶이 공존하며, 눈물과 웃음 사이를 시계추처럼 오가는 특별한 일상이 빚어진다.

06

아픔을 공유하는 공동체

어머니가 건강하시고 집안에 환자가 없던 시절, 나는 질병이나 환우들에게 관심이 없었다. 그러나 오랜 세월 어머니를 간병하면서 자연스럽게 아픈 사람들에게 눈길을 쏟게 되었다. 친지가 아프다는 말을 듣거나 이웃의 누군가가 난치병에 걸렸다는 얘기를 들으면 마음이 쓰인다. 길을 가다가도 아픈 기색이 역력한 사람을 보면, 눈을 뗄 수 없게 되었다.

나의 아픔을 통해 남의 아픔을 헤아리는 마음을 얻은 것이리라. 저들도 나만큼 힘들겠구나! 그들이 살아내고 있는 힘겨운 시간을 공감하기에 그 슬픔이 강물처럼 내 가슴으로 흘러들었다. 이런 동병상련의 마음이 되는 것은 자기원의 환우들도 마찬가지다.

환자가 되면 처음에는 대부분의 사람들이 이성이나 자제력을 잃는다. 아파본 사람들은 알 것이다. 질병의 고통이 몸과 마음을 얼마나 힘들게 하는지를. 건강을 잃는다는 것이 세상의 모든 것을 잃는 것임을 그제야 절감하고 속을 태우게 된다.

자신의 고통을 다스리기에 급급한 환자들은 대개 남의 고통을 헤아릴 여유가 없다. 자신의 손톱 밑 가시가 남의 중병보다 더 크게 느껴지는 것이 인간이지 않던가. 그래서 먼저 진료를 받겠다고 순서를 어기고, 좋은 자리를 잡겠다고 실랑이를 벌이고, 더 많이 원장님의 손길을 받겠다고 이기심을 발동하기도 한다.

그러나 시간이 가면 차츰 자신이 아픈 만큼 다른 환우들도 힘들어한다는 것을 깨닫게 된다. 자기원에서 함께 고통을 진 채 모진 세월을 보내고 있는 환우들에게 연민의 눈길을 보내게 된다. 그리고 서로가 서로의 모습에서 위안을 받는다. 함께 병을 앓고 있는 환우들의 존재 자체가 외로움을 덜어주는 위로의 대상이 되는 것이다. '입장의 동일함' 만큼 사람의 마음을 한데 묶는 것도 없으리라.

질병이라는 연대감으로 묶인 환우들은 빠르게 친해진다. 그리고 마음을 열고, 남의 아픔에 따스한 손길을 내밀기도 한다. 청도에서 농사를 지으시는 관절염 환우인 순희 할머니는 근육병에 좋다는 모과를 한 아름 따서, 근육이 위축된 아이에게 주려고 가져오신다. 탈탈거리는 시골버스를 타고 와서 다시 대구 시내버스로 갈아타면서 그녀가 들고 온 모과 꾸러미는, 받는 사람의 마음을 녹여주기에 충분한 선물이리라.

사는 게 너무 힘들다며 자기원의 모든 식구들에게 종일 하소연만 늘어놓던 천식 환자 승화 씨는, 이제 남의 고통과 절망에 귀를 내주고 듣기도 한다. 그리고 절망감을 쏟아내는 다른 환우에게 너무 걱정하지 말라며 위로의 말을 건넨다. 그녀의 그런 변화는 인내심을 갖고 그녀의 하소연을 들어온 내게 감동을 주기까지 했다.

C형 간염으로 평생 힘겹게 살아오신 종은 할머니는 늘 중증 환우들에게 나을 수 있다는 희망의 말씀을 건네신다. 마치 절망 속에 있는 환자들을 챙기기 위해 오시는 것 같다. 힘든 투병 길을 함께하는 환우들을 따듯하게 위로하는 자기원 환자들의 모습은, 공동체가 바로 그런 것임을 알려주었다.

사람과 사람의 진정한 인연은 '아픔'을 공유하는 데서 시작되는지도 모른다. 자기원의 환우들은 차츰 아픔을 공유하는 질병공동체로, 아니 희망공동체로 힘든 삶을 헤쳐 나아갔다.

2장

특이한 병원의 새로운 치료

01 _ 새로운 개념의 기 의학 '자기조절법'

02 _ 우주 안의 나, 나 안의 우주 '운기체질'

03 _ '자석 소년' 구한서 원장님

04 _ 어머니의 변 소동

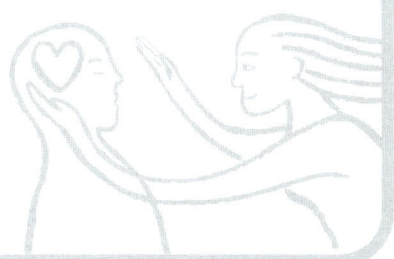

▶ 자기조절법은 우주의 운행법칙에 따라 사람의 체질이 만들어진다고 본다. 우주 천체의 영향을 받아 개개인의 체질이 형성된다는 말이다.

01

새로운 개념의 기 의학
'자기조절법'

어머니가 암을 치료하기 위해 시작한 자기조절법은 구한서 선생님이 만드신 대안의학으로, 동양의학에 뿌리를 둔 새로운 개념의 기(氣) 의학이다. '기(氣)'란 동양의학에서 생명 에너지를 지칭하는 것으로, 우주 만물을 구성하는 기본 물질이자 세상과 인체를 움직이는 근원적인 힘을 일컫는다.

그러나 평소 과학적 사고가 강했던 내게 기라는 개념은 너무 모호했다. 보이지도 않고 과학적으로 명확하게 실체가 증명되지도 않는 기에 대해 이해한다는 것이 쉽지 않았다. 그런 내가 자기조절법을 이해하는 첫 번째 관문인 기의 존재를 알게 된 것은, 구한서 원장님이 어느 환자를 진료하시는 모습을 본 후였다.

자기조절법은 원장님이 개발하신 치료용 기구인 자기조절기를 이용해 치료를 한다. 그러나 아주 간혹 통증이 극심한 환자의 경우, 조절기를 사용하는 것 외에도 원장님이 직접 아픈 부위에 손을 대고 기 조절을 하시기도 한다. 마음을 모아 원장님의 생명 에너지를 환자에게 보내는 이른바 수기(手氣)치료법을 쓰시는 것이다.

처음 수기치료를 하는 모습을 볼 때는 이상하기만 했다. "환자에게 손을 대자 나았다"는 전설 속 주인공도 아닌 원장님께서 대체 무얼 하시려나 싶었다. 그러나 그 원시적인 치료법의 결과는 놀라웠다. 원장님의 수기치료 후 환자의 통증이 가시는 것 아닌가.

절박하게 고통을 호소하던 환자가 수기치료 후 편안해하는 모습은, 눈으로 보고 있는 사실인데도 믿어지지 않았다. 그러나 원장님은 대수롭지 않은 일이라며 이렇게 말씀하셨다.

"사람은 누구나 생명 에너지인 기를 갖고 있지. 마음을 모아서 기를 활용하면 이렇게 환자의 통증을 줄일 수도 있고, 다른 일에도 쓸 수 있어. 예전에는 아픈 아이의 배를 어머니가 문질러주면 낫는다고 했잖아. 비과학적이고 원시적인 방법이라고 보는 이들이 많지만 어머니의 손을 약손으로 활용한 것이 바로 인체의 기를 이용한 좋은 치료법이야. 대단한 것도 신비한 것도 아니고, 누구나 연습을 하면 할 수 있어."

과학적인 가치만을 최고라고 여겼던 내 머릿속의 견고한 틀이 조금씩 무너지기 시작한 것은 그때부터였다. 과학적으로 증명되지 않은 것은 그다지 신뢰할 수 없다는 것이, 그 시절 내가 가진 가치관이었다. 그러나 원장님의 수기치료를 보면서, 현재의 과학이 측정하지 못하는 보이지 않는 세계의 존재와 가치를 알게 되었다.

 볼 수 없고 측정할 수 없어서 논리적으로 설명할 수 없는 것뿐이지, 생명 에너지인 기가 있구나! 오늘날의 과학이 설명하지 못하는 초(超)과학을 비(非)과학이라 여기며 비과학을 무시했던 내 시각이 잘못된 편견임을 깨달았다. 고정관념이 만든 세상을 무너뜨리고, 새로운 세상을 보는 것 같았다.

 기에 대해 기본적인 이해를 하고 나니, 자기원에서 쓰는 치료기구인 기조절기가 볼품없어 보이던 첫인상과는 달리 특별해 보이기까지 했다. 그래서 아는 만큼 보인다고 말한 것이리라.

 암 진단을 받은 어머니를 모시고 자기원에 처음 갔을 때, 나는 자기조절법의 치유 메커니즘에 대해 제대로 아는 것이 없었다. 다만 많은 난치병 환자를 치료했다는 말을 들어온 터라, 새로운 가능성을 찾게 될 것이라고 생각한 정도였다. 그 후 자기원에서 많은 환자들을 만나고 실질적인 임상결과를 대하면서 믿음을 갖게 되었다. 치료법의 효과를 알아보는 잣대가 바로 환자의 치유 결과가 아니던가.

 그런데 자기조절법을 조금씩 알아가면서 나는 그 이론과 치유 메커니즘에 매료되기 시작했다. 생각을 옭아맨 단단한 편견을 깨고, 그동안 경험하지 못한 새로운 세계로 즐겁게 빠져들었다.

보이지 않는 생명 에너지

 자기조절법의 뿌리인 동양의학의 기본이 되기도 하는 기(氣)론은,

우주 만물을 에너지로 보는 현대의 양자물리학과도 맥이 통한다. 오늘날의 물리학은 우주 만물이 모두 에너지이고, 하나의 에너지장으로 연결되어 있다고 규정한다.

우주가 있고, 지구가 있고, 인간이 있다. 그리고 우리 인체에는 장기가 있고, 세포가 있고, 원자가 있고, 에너지가 있다. 우리 몸은 고체처럼 보이지만 현미경을 통해 보면 거대한 에너지가 진동하는 모습을 볼 수 있다. 아무리 단단해 보이는 물체라고 해도 그것을 구성하는 것은 오직 에너지라는 말이다. 동양의학에서 말하는 우주 만물을 이루는 기가, 현대 물리학에서 말하는 에너지와 같은 개념일 것이다.

구한서 원장님은 동양의학에서 말하는 기의 실체를 자기(磁氣)라고 규정하고, 독창적인 기 의학인 자기조절법을 만드셨다. 자기란 밀고 당기는 작용을 하는 자석 특유의 물리적 성질을 말한다. 구한서 원장님이 정립하신 자기론의 핵심은 이렇다.

"지구는 하나의 거대한 자석이다. 그래서 방향을 알아보는 나침반이 이용될 수 있었다. 지구를 중심으로 거대 자장(자기력이 작용하는 공간)이 형성되어 있고, 인간은 태어나면서부터 중력의 영향을 받듯이 자기력의 영향을 받는다. 지구의 평균적인 자장 강도는 0.5가우스(gauss)로, 자기장이 변하면 지구 생태계와 기상, 인간의 건강이 영향을 받는다.

자기장은 지구에만 존재하는 것이 아니라 우주의 모든 공간에도 보이지 않는 자기장이 형성되어 있다. 우주의 모든 천체가 조화로운 질서를 유지하면서 움직일 수 있는 것은 자기의 미는 힘(척력, N극)과 당기는 힘(인력, S극)이 있기 때문이다.

우주의 삼라만상은 생성, 운동, 변화, 소멸하면서 움직인다. 세상 만물의 움직임은 근원을 따져보면 결국 미는 힘과 당기는 힘으로 압축될 수 있다. 그 척력과 인력이 항상 공존하면서 가장 명확히 나타나는 대표적인 것이 바로 자석이다. 따라서 자기작용의 미는 힘과 당기는 힘은 곧 우주의 운동법칙이며, 우주의 모든 존재와 현상은 우주 공간을 가득 메운 자기성을 모태로 해서 생성과 소멸 작용을 한다.

자기의 성질, 즉 N, S의 상호작용에 따라 생명력이 있는 모든 물체는 양극성을 지닌다. 소우주인 우리 몸 역시 미세한 자성체이다. 인간을 비롯한 세상의 모든 생명체는 우주공간에 가득한 공간자기와 각 개체 고유의 생체자기의 공명작용에 힘입어 생명력을 발휘한다. 따라서 자기를 의학적 도구로 삼아, 우주를 가득 메운 공간자기를 인체의 생체자기와 효과적으로 공명하면 병을 다스리고 건강을 도모할 수 있다."

기의 실체를 자기로 인식한 구한서 원장님은 자기조절법의 기본 이론을 세우셨고, 오랜 연구 끝에 자석을 이용한 치료기구인 자기조절기를 개발하셨다. 조절기를 이용해 인체의 생명 에너지인 기를 조절하고 병을 다스리는 치료법을 만드신 것이다. 자기조절법은 N극에서 S극으로 흐르는 자기의 흐름, 즉 에너지의 흐름을 이용해 인체의 기혈(氣血)순환을 도모하고 질병을 치료하는 새로운 대안의학으로 세상에 태어났다.

전체성과의 조우

우리의 주류 의학인 현대의학은 과학적 검증을 거친 이론과 첨단 의료장비, 객관적인 임상정보를 바탕으로 인류의 질병 치료와 건강 증진에 크게 기여해왔다. 특히 진단 의학과 응급 의학의 발달은 각종 사고나 급성 질환으로 생명이 위급한 이들에게 큰 도움을 주고 있다.

그러나 많은 유용성에도 불구하고, 적지 않은 부작용이 있는 것이 사실이다. 병든 부분에 매달려 인체의 전반적인 건강에 소홀한 치료법이나, 근본 치료가 아닌 증상 완화에 주력하는 치료법은 부작용을 낳고 있다.

현대의학은 병든 곳에 집중하는 질병 중심의 부분의학이다. 해부학을 토대로 인체를 미세하게 나누어보는 현대의학은 질병을 분자생물학적 차원으로까지 진단해내고, 유전인자의 잘못된 부분까지 찾아낼 만큼 정밀함이 뛰어나다. 그러나 병든 부분을 정밀하게 탐구하느라 생명의 전체성을 제대로 보지 못하고 있다.

작은 부품을 조립하면 완성되는 기계처럼 우리 몸도 각 기관과 세포를 모두 조합하면 살아 움직이는 생명체가 되는 것이 아니다. 인체는 스스로를 조직하고 조절하며, 각 부분이 서로 관계를 맺고 균형과 조화를 도모하고 있다. 전체가 모두 연결된 하나의 유기체인 것이다.

이런 유기적 시스템, 즉 전체성이 있기 때문에 살아 움직일 수 있다.

그러나 현대의학은 인체의 유기적 연관성에 소홀한 것이 사실이고, 전체성을 등한시한 부분 중심의 치료는 부작용을 낳고 있다. 신경통을 덜기 위해 먹은 진통제로 통증은 줄어도 위장이나 간장이 상하고, 암세포를 없애기 위해 정상 세포까지 공격하여 면역계 전반을 위협하고, 항생제의 과다 사용으로 더 강해진 항생제 내성균을 등장시키고 인체의 이로운 균마저 없애는 등의 부작용은 인체를 종합적으로 보지 못해 일어난 결과이다.

자기조절법의 모태가 되는 동양의학은 질병 중심의 부분의학이 아니라 종합적인 유기체로서 우리 몸 전체를 보고 인체 전반의 균형을 도모하는 전체의학이다. 우리 몸의 이상을 종합적으로 바로잡을 때 비로소 완치가 가능한 근본적인 치료가 된다고 보기 때문이다.

동양의학은 우리 몸에는 오장육부(동양의학에서 내장의 통칭)가 있고, 각 장부 간에 상호작용하는 기(氣)가 있어 머리끝부터 발끝까지 연결되어 있다고 본다. 인체의 각 기관과 장부는 독립된 것이 아니라 모두 오장육부의 지배를 받는다는 이론이다.

내외적 발병 요인에 의해 체내에 좋은 기인 정기(正氣)가 부족하거나 나쁜 기인 사기(邪氣)가 쌓이면 오장육부의 균형이 깨져 질병으로 나타난다는 것이 자기조절법의 질병관이다. 따라서 자기조절을 통해 우리 몸의 각 장부가 제 역할을 다하도록 균형을 찾는 것이 치료의 기본 방향이다.

전체의학인 자기조절법의 치료 과정을 처음 보는 이들은 고개를 갸우뚱하기도 한다. 나도 처음에는 그랬다. 증상이 나타나는 부분에 크게 신경을 쓰지 않고, 병든 기관이 아닌 우리 몸 전체의 장부 기능을 운운하고, 치료기구를 아픈 데가 아닌 손과 발에 붙이는 것이 매우 낯설었다. 병든 곳에 집중하는 일반 병원의 치료법에 익숙한 탓이리라. 그러나 우리 몸의 유기적 연관성을 알게 되면서, 인체를 종합적으로 보는 안목이 부분의학의 한계를 극복할 합리적인 대안임을 깨달았다.

나는 자기조절법을 공부하면서 우리 몸 전체를 아우르는 시야를 얻었다. 자기조절법을 통해 내가 얻은 것은 하나의 대안의학이 아니라 세상을 보는 새로운 시각이다.

02

우주 안의 나, 나 안의 우주 '운기체질'

　자기조절법의 또 다른 큰 특징은 개개인의 고유한 특성, 즉 체질을 파악해 치료를 하는 것이다. 같은 병도 체질이 다르면 치료법이 달라진다. 동일한 병을 가진 환자에 대해서는 같은 치료법을 사용하는, 평균치의 통계의학인 현대의학과 다른 점이다.

　자기조절법은 인간은 타고난 체질 안에서 평생을 살아간다고 본다. 그래서 대부분의 질병을 체질병이라고 규정한다. 자기조절법이 강조하는 체질 진단의 중요성은 이렇다.

　"사람은 서로 다른 고유한 특성을 타고난다. 선천적으로 타고나는 그 본질적인 특성을 가리켜 체질이라고 한다. 우리는 얼굴 생김새만큼이나 장부의 기능 또한 서로 다르다. 위장이 강하고 심장이 약하게 태어나는 사람이 있는가 하면, 심장이 강하고 위장이 약하게 태어나는 사람도 있다. 위장이 약하게 태어난 사람이라면 평생 소화기능이 약할 수밖에 없다.

발병의 요인이 생기면 사람마다 약한 장부와 기관을 더욱 약하게 만들어 병을 부추기게 된다. 타고난 약한 장부에서 먼저 병이 나타나는 것이 그 때문이다. 약한 장부에 이상이 생기면, 하나의 유기체로 연결된 우리 몸 전체의 균형이 깨지면서 차차 다른 장부와 기관에도 영향을 준다.

비교적 건강하게 타고난 장부로 확산된 병이라고 해도, 근본 원인은 선천적으로 타고난 약한 장부의 기능 이상에서부터 비롯된 것이다. 개개인의 체질 파악을 중시하는 것이 그 때문이다. 그 사람의 체질을 정확히 아는 것, 즉 타고난 각 장부의 기능을 파악하는 것이 바로 자기조절법의 진단법이다."

자기조절법은 우주의 운행법칙에 따라 사람의 체질이 만들어진다고 본다. 우주 천체의 영향을 받아 개개인의 체질이 형성된다는 말이다.

인간은 대자연, 즉 우주의 영향권에서 살고 있다. 우주는 일정한 질서 속에서 운행되고 순환을 반복한다. 해가 지면 달이 뜨고, 겨울이 가면 봄이 오고, 달이 차면 기우는 것은 대자연의 순리이자 태곳적부터 반복된 순환법칙이다.

우주의 운행법칙에 따라 반복되는 사계절, 주야, 삭망(朔望) 등의 주기성은 인간과 지구상의 모든 생물에게 영향을 준다. 달이라는 하나의 천체를 예로 들어도, 달이 지구와 얼마나 가까이 있느냐에 따라

지구의 모든 생물은 영향을 받는다. 자기조절법은 우주의 운행법칙 속에서 형성되는 개개인의 체질을 강조한다. 그 체질론의 핵심은 이렇다.

"완벽한 질서를 갖고 운행되는 우주, 즉 천체의 움직임은 생명체가 엄마의 배 속에서 입태(入胎)되는 순간부터 태어날 때까지 영향을 준다. 정자와 난자가 만나 하나의 생명체를 만드는 입태의 순간, 우주 천체의 기를 받아 고유의 체질이 만들어지는 것이다. 우주의 운행법칙 속에서 태어난 소우주가 바로 인간이다. 인간은 독립된 소우주로서 자신만의 고유 체질로 입태와 출생이 이루어진다."

우리는 우주 속에서 빚어진 생명체이며, 드넓은 우주와 끊임없이 기를 교환하면서 살아간다는 것이 자기조절법의 생명관이다. 온 우주는 하나로 연결되어 에너지를 주고받는다는 현대 물리학의 과학관과도 통하고 있다.

온 우주가 만든 개개인의 체질

자기조절법의 체질론은 동양의학의 고전인 오운육기학(五運六氣學)에 뿌리를 두고 있다. '오운육기학'은 동양 최고의 의서인 《황제내경(皇帝內徑)》(중국의 가장 오래된 의서)의 주요 이론으로 대자연의 변화에 따른 질서를 체계적으로 정리한 학문이다. 순환법칙의 반복 현상인 우주를 이해하고 실생활에 적용하고자 한 수학적 도구라고 할 수 있고, 줄여서 '운기'라고 부른다.

운기학은 자연 현상을 근거로 천체 운행에 따른 환경변화가 지구에 미치는 영향을 이론적으로 설명한 것으로서 대자연계의 변화가 인간과 만물에게 미치는 영향을 생활 전반을 통해 이용한 이론이다. 특히 의학 분야에서는 질병의 예방과 치료라는 의료적 목적으로 쓰였다. 즉, 인간의 건강과 질병의 발병, 악화, 호전 등을 자연과 더불어 연구한 것이 운기학이다.

자기조절법은 우주의 순환 원리를 바탕으로 한 운기학을 토대로 인간을 6,400여 체질로 나눈다. 개개인의 체질을 알아보는 기준이 되는 것은 출생일이다. 그 사람이 태어난 날의 운기를 통해 체질, 즉 온 우주의 기를 받아 형성된 개인의 장부 특성을 알아본다. 유구한 세월 속에서 축적된 경험을 바탕으로, 언제 태어난 사람은 장부 기능이 어떻다는 것을 체계화한 것이 운기학이다.

구한서 원장님은 운기학을 《황제내경》의 핵심이자 동양의학의 기본 이론이라고 항상 강조하신다. 그러나 이 탁월한 이론을 후대는 제대로 계승하지 못하고 있다. 우주 천체의 움직임이 인체에 어떤 영향을 미치고 체질 형성에 어떻게 관여하는지 구체적으로 증명할 길이 없기 때문이다. 과학적으로 측정하기 어렵다는 이유로 뒷전으로 밀려난 운기는 오늘날 '신비' 혹은 '미신'으로만 여겨지고 있다.

운기학은 철저하게 자연을 관찰하여 태어난 학문으로 우주의 천체가 일정한 법칙 안에서 운행된다는 것을 간파한 이론이다. 그리고 우리가 광대한 우주와 연결되어 있고, 그 우주의 무한한 영향을 받으며 살아간다는 것을 인식한 고차원의 과학이다.

세상 만물의 유기적 연관성과 우주 천체의 통합된 에너지 흐름에 대한 통찰은 나를 깊이 매료시켰다. 고대 동양에서 태어난 그 우주관과 생명관의 매혹은 수천 년의 시공을 넘어 지금도 계속되고 있다.

자기조절법을 공부하면서, 나는 고정관념을 허물면 드넓은 세상과 무한한 가능성을 만난다는 것을 알게 되었다. 그리고 운기학에 대한 이해는, 우리가 왜 자연과 더불어 살아야 하는지 답을 주었다. 그것은 무릎을 탁 칠 만큼 명쾌한 해답이었다.

어머니는 암 진단을 받으시기 전에 중증 아토피로 고생하신 적이 있다. 오늘날 대표적인 공해병이라는 아토피에 시달리면서 나는 자연 친화적인 생활방식과 환경운동에 관심을 갖게 되었다.

그런데 운기를 공부하면서, 공해를 줄여 유해 화학물질의 피해를 막고 환경을 보존해 삶터를 지키는 차원을 넘어 더 큰 환경운동에 눈 뜨게 되었다. 온 우주가 하나로 연결된 운명공동체라는 사실을 깨달은 것이다.

대자연, 즉 온 우주와 인간은 생태공동체이다. 우리가 우주 만물에 가하는 상처는 바로 나 자신에게 가하는 상처이다. 자연을 정복하려는 인간의 이기심은, 자연과 운명공동체로 묶인 인류를 생존 위기로 내모는 비극을 낳았다. 나 자신을 위해서라도 우주 만물과의 상생이 필요할 것이다.

자기조절법이 강조하는 운기학은 명확한 생태의학이다. 자연 지향적인 삶의 방식이 우리에게 얼마나 당연한 지향이 되어야 하는지를 설명하는 생태학의 진수이다.

온 우주와 나는 하나로 연결되어 있다. 자기원이라는 작은 공간에서 나는 비로소 광활한 우주를 보게 되었다.

독창적인 치료법, 자기경락조절

구한서 원장님은 묻혀 있던 오운육기학을 세상에 꺼내 그 가치를 재조명하고, 임상에서 쉽게 이용할 수 있는 체계를 만드셨다. 그리고 기조절기인 자기경락조절기를 개발하셨다.

자기원에서 쓰는 치료기구인 자기경락조절기는 의료용으로 개발한 자기발생기이다. 조절기는 자석의 N, S극을 이용해 나쁜 기인 사기(邪氣)를 누르는 '사법(瀉法)'과 좋은 기인 정기(正氣)를 북돋우는 '보법(補法)'을 자유롭게 쓸 수 있는 간편한 의료기구이다.

자기조절법의 치료 과정은 매우 단순하다. 우선 정확한 체질 분석을 하는 진단 과정이 이루어진다. 운기체질 분류에 따라 체질분석을 할 수 있는 컴퓨터 시스템을 통해 개인의 출생일을 입력하면 1차 체질 분석 결과를 얻을 수 있다. 그 후 자기조절기를 이용해 여러 단계의 검증을 거쳐서 환자의 정확한 체질을 찾아낸다. 운기체질을 알면 개개인의 타고난 장부 기능과 함께 질병을 발생시킨 원인이 되는 장부를 알 수 있다.

체질 분석 결과를 토대로 본격적인 치료인 자기경락조절을 한다.

우리 몸에는 기가 흐르는 길인 경락(經絡)이 있다. 그 경락을 따라 자기를 불어넣는다. N극에서 S극으로 흐르는 자기의 흐름을 이용해 기혈순환을 도모하는 것이다.

자기조절기를 붙이는 자리는 사람마다 다르다. 개개인의 체질에 맞추어 오장육부와 연결된 특정 경락에 열네 개의 조절기를 붙인 후, 일정한 자장을 형성해 원활한 기혈 흐름을 도모한다. 자기조절기를 붙이면 해당 경락과 연결된 장부의 기능이 일시적으로 활성화되고, 조절을 계속하면 단계적으로 장부의 기능이 강화되면서 병적 이상을 바로잡게 된다.

원활한 기혈순환을 통해 오장육부의 균형을 잡고 질병을 치유하는 것은, 동양의학의 기본적인 치유 메커니즘이다. 한의학을 비롯한 모든 기(氣) 의학은 인체의 기, 즉 에너지의 소통을 원활히 해서 질병을 치료한다.

자기조절법은, 침이나 약이 아닌 자기조절기를 기 순환을 도모하는 의료기구로 쓴다는 것이 다르다. 그리고 개개인의 운기체질 분류를 통해 타고난 장부 기능을 바탕으로 병을 진단한다는 것이, 한의학의 일반적인 치료법과 다른 점이다.

자기조절법의 치료 과정은 간단하다. 그러나 그 치유 메커니즘을 낳은 이론은 심오하고, 치료법은 독창적이다.

03

'자석 소년' 구한서 원장님

'자석 소년'은 구한서 원장님의 별명이다. 당신 스스로 새로운 요법을 창안하여 많은 난치병 환자들에게 도움을 주고 계시지만, 권위의식은 눈곱만큼도 없고 소년처럼 순수하셔서 얻은 별명이다.

구멍 난 옷을 입고도 별로 개의치 않으시고, 자장면을 보면 아이처럼 좋아하시고, 남녀노소를 가리지 않고 마음이 통하면 바로 친구가 되시고, 아픈 환자를 보면 누구에게나 마음을 다하시는 모습을 볼 때면 마치 해맑은 소년을 대하는 느낌이다.

일찍 세상을 떠나기는 하셨지만 한의사이셨던 선친의 영향을 받아 원장님은 젊은 시절부터 기, 즉 생명의 실체이자 세상 만물을 움직이는 힘의 실체에 대해 관심이 많으셨다. 틈만 나면 동서양의 의학서와 철학서 등을 두루 공부하신 것도, 동양학의 뿌리인 《주역》에서부터 《황제내경》을 수십 차례 보신 것도 기에 대한 관심 때문이었다. 독학으로 동양의학의 이론을 마스터한 원장님이 자기조절법을 연구하시게 된 것은, 당신의 삶을 마비시켰던 난치병의 고통에서 벗어나기 위해서였다.

젊은 시절, 원장님은 큰 회사를 경영하는 성공한 기업인으로 남달리 건강하셨다. 그런데 갑자기 원인을 알 수 없는 부스럼과 통증이 나타났고, 온갖 치료를 해도 병세는 악화되어만 갔다. 머리카락과 몸의 털이 모두 빠지고, 온몸이 망가질 대로 망가져 언제 죽음이 닥칠지 모르는 상황이 되었다. 그 와중에도 원장님은 해법을 찾기 위해 책을 붙들고 계셨다.

그러던 어느 날, 번개처럼 머리를 스치는 글귀가 있었다. 의상대사가 쓴 법성게의 한 구절인 "일미진중함시방 일체진중역여시(一微塵中含十方 一切塵中亦如是)"였다. 티끌 같은 입자 하나에 온 세상 진리가 모두 담겨 있고, 낱낱의 모든 티끌마다 우주가 다 들어 있다는 뜻이다. 온갖 정보를 담을 수 있는 티끌이고, 우주 만물을 움직이는 근원적인 힘이라면, 바로 자기(磁氣) 입자라는 생각이 순식간에 떠오르셨던 것이다.

'기'의 실체가 '자기'라고 판단하신 원장님은 세상을 움직이는 힘의 실체를 눈으로 볼 수는 없지만 자기의 힘으로 질병을 치유함으로써 그 보이지 않는 실체를 검증할 수 있다고 여기셨다. 자기조절법은 그렇게 태어났다.

자기조절법의 첫 번째 임상대상은 당연히 원장님이셨다. 《황제내경》의 운기학 이론을 활용해 초보적인 체질 분류를 한 후, 인체의 기가 흐르는 길인 경락에 자석을 붙여 자기력을 불어넣었다. 그렇게 여러 날이 지나자, 신기하게도 머리카락이 솟아나오기 시작했고 진물이 나던 피부도 진정되었다. 통증도 가라앉기 시작했으며 심신이 점차 회복되어 갔다.

자기조절법의 첫 번째 임상시험은 성공적인 결과를 낳았고, 참담한 병자로서 지냈던 몇 년간의 칩거생활도 접게 되셨다. 세상 만물을 움직이는 힘의 근원이 바로 자기임을, 인간의 생로병사를 주관하는 에너지가 생체자기라는 것을 더욱 확신하게 되셨다.

그 후, 우주의 운행 질서 속에서 만들어지는 개개인의 체질인 운기체질 분류법 · 우리 몸의 좌우체질 구분법 · 동양의학사 최초로 밝힌 중립장부론의 정립, 자기장을 형성하는 의료용 자기조절기의 개발 등을 거치며 많은 환자들의 질병을 치료하셨다. 오랜 연구 끝에 원장님이 자기조절법의 이론을 완성하신 것은 지금으로부터 30년 전의 일이다.

'기'의 실체가 '자기'라는 구한서 원장님의 주장은 오늘날의 과학으로 증명할 수 없는 것이고, 나 역시 판단할 수 있는 안목이 없다. 수천 년의 역사를 가진 동양의학의 기본인 '기론'이나 '경락론'마저 과학적 검증이 이루어지지 않아 비과학이 되고 있는 상황에서, 자기론을 과학적으로 해부한다는 것은 현재로서는 불가능한 일이다.

원장님은 사람들이 자기론에 대해 고개를 갸우뚱하면, 신용카드에 사용하는 마그네틱선이나 하드 디스크 등이 자성체(자기적 성질을 지닌 물체)를 입혀 정보를 기록한다는 사실을 예로 들며 자기의 정보저장 능력을 설명하신다.

구한서 원장님의 자기론은 과학적 검증으로 설명할 수 없는 한계가 있지만, 자기조절법은 지난 30년간 수만 명의 난치병 환자를 치료하는 가시적인 결과를 낳아 국내외에서 주목을 받았다. 세계의 대안의학자와 동양의학자들은 자기조절에 큰 관심을 보였고, 특히 독일과 중국에서는 자기조절법 강좌가 열리기도 했다. 중국 최고의 동양의학자들의 단체인 중의약연구원에서는 원장님을 객좌교수로 초청해 1년간 교육을 받았다.

원장님은 자기조절을 배우겠다며 찾아온 독일인 내과의사를 제자로 가르치셨고, 국내에서도 100여 명의 한의사들을 제자로 배출하셨다. 이런 대내외적인 활동이 알려지면서 정부로부터 신지식인으로 선정되기도 하셨다.

단단한 절망마저 녹이는 따듯한 인술

구한서 원장님이 국내외의 많은 환자들을 자기조절로 치료하신 임상사례를 들려주실 때면 감동을 받곤 한다. 하지만 내가 정작 원장님께 진심으로 고개를 숙이는 부분은 그분의 천재적인 '머리'가 아니라, 누구에게나 한결같이 대하시는 따뜻한 '마음'이다.

원장님은 언제나 환자에게 마음을 다하신다. 밤새워 환자를 돌보기도 하시고 오갈 데가 없는 환자를 댁에서 보살피기도 하신다. 멀리서 자기원을 찾아오느라 제때 식사를 챙기지 못한 환자가 있으면, 직원들에게 요기할 만한 것을 찾아보라는 말씀도 하신다. 환자들의 식사를 걱정하시는 원장님의 모습에서, 사람에 대한 진득한 애정이 풀풀 전해진다. 환자들의 아픈 마음마저도 지극한 애정으로 다독이시는 분이 바로 원장님이다.

깨어 있는 사고(思考)로 한 세계를 개척한 생명 탐구의 귀재, 구한서 원장님. 그는 진정성을 가진 의사로 환우들에게 다가가 그들의 단단한 절망마저 녹이는 울림을 가지신 분이다.

04

어머니의 변 소동

　자기조절을 시작한 후, 어머니는 심신의 건강을 빠르게 회복하셨다. 어머니는 원장님을 마음 깊이 존경하셨고, 자기원 환우들과도 각별한 정을 나누셨다. 대구 자기원이 쉬는 목요일과 일요일 외에도 매일 자기원에 나가셨다.

　자기원이 쉬는 목요일이면 우리는 온천에 갔다. 어머니가 온천욕을 좋아하셔서, 암 진단을 받은 후부터 동네 목욕탕 대신 시외에 있는 온천탕을 다니게 되었다. 마침 우리 동네까지 운행되는 온천 셔틀버스가 있어서 편하게 다닐 수 있었다.

　햇살이 눈부신 어느 목요일 아침, 식사를 마친 우리는 목욕가방을 챙겨서 셔틀버스가 정차하는 곳으로 향했다. 그런데 어머니가 갑자기 배가 아프다며 화장실에 가서 변을 보고 싶어 하셨다. 마침 근처에 관공서가 있어서 어머니는 그곳 화장실로 달려가셨다.

아침마다 규칙적으로 볼일을 보시는 어머니는 그날 아침에도 분명히 용변을 보셨다. 혹시나 하는 마음에서 아침에 먹은 음식까지 되짚어보았다. 하지만 전날부터 드신 음식에는 문제가 될 만한 것이 전혀 없었다.

"아침에도 변이 많이 나왔는데, 또 이렇게 많이 나오네?"

화장실을 다녀오신 어머니가 한결 편안해진 모습으로 말씀하셨다. '그럴 수도 있겠지' 하는 마음으로 버스를 타고 온천탕이 있는 경산으로 향했다.

중간 중간에 손님을 태우기 위해 차가 섰고, 대략 한 시간쯤 가면 온천탕에 도착했다. 그런데 한 20분 정도 지나자, 어머니가 또 배가 아프다고 하셨다.

화장실에 다녀온 지 얼마 되지 않았는데, 다시 가시고 싶다는 것이다. 하는 수 없이 차를 세워달라고 해서 어느 초등학교 앞에서 내렸고, 어머니는 학교 화장실로 달려가셨다. 학생들이 수업 중인 틈을 이용해 느긋하게 볼일을 보셨다.

"어쩜, 이렇게 변이 많이 나오는지! 창피하거나 말거나 시원하네."

그렇게 많은 양의 변은 처음이라는 어머니의 말씀에, 체내에 정체된 노폐물이 빠지는 현상이라는 것을 직감할 수 있었다.

자기조절을 하다 보면, 몸이 호전되는 과정에서 이상 증상이 일시적으로 나타나기도 한다. 조절을 통해 서서히 기혈순환이 촉진되고 신진대사가 원활해지면 몸에 쌓여 있던 노폐물이 배출되거나, 오랫동안 막혀 있던 기혈이 소통을 시도하면서 피로감을 느끼는 등 이상 증상이 잠시 나타나기도 한다. 이것을 명현현상이라고 부른다.

자기조절을 시작한 후, 어머니는 출혈이 멈추고 피로감이 줄어든 것을 제외하면 달라지신 것이 없었다. 암 진단을 받기는 했지만 달리 편찮으신 데가 없었고, 잘 드시고 잘 주무시는 건강한 편이셨다. 그런 어머니가 그렇게 많은 변을 체내에 쌓아두고 있었다는 것은, 분명 병을 부추기는 요인이 되었을 것이다.

대개 체내 노폐물을 제대로 배출하는 사람은 건강하다. 우리 몸은 음식물의 소화흡수 등 신진대사 과정에서 필연적으로 노폐물과 유해 독소를 만들어낸다. 건강한 사람은 노폐물을 소변과 대변, 땀과 호흡 등을 통해 밖으로 내보낸다.

그러나 몸에 이상이 있는 환자들은, 체내 독소나 노폐물을 몸 밖으로 내보내는 기본적인 생리작용을 제대로 할 수 없는 경우가 많다. 그러다 보면 유해 독소가 몸 안에 계속 쌓이면서 병을 부추기게 된다. 그런 이들이 자기조절을 시작하면 노폐물을 서서히 밖으로 배출할 수 있게 된다. 어머니의 경우가 바로 그랬다. 체내에 쌓인 숙변의 배출은 몸이 호전되고 있다는 분명한 신호였다.

그날 아침 어머니의 변 소동으로 우리는 온천 셔틀버스를 놓치고, 일반 버스를 이용해서 온천탕까지 가야 했다. 하지만 어머니의 몸 안에 있던 묵은 변이 시원하게 빠져나갔다는 사실에 내 마음마저 개운해졌다.

그날 이후 어머니는 혈색이 무척 좋아지셨다. 그래서 이웃이나 친구 분들로부터 얼굴이 좋다는 말씀을 많이 들으셨다. 그때마다 어머니는 함박웃음을 지으며 이렇게 말씀하셨다.

"내가 요즘 회춘하잖아!"

3장

평범한 그들의 위대한 기적

01 _ 40년 아토피 인생, 김 선생님
02 _ 임파선암을 이겨낸 경순 할머니
03 _ 서울 자기원에서의 하루
04 _ 중풍 환우 내과의사 최 원장님
05 _ 개구쟁이 정우의 원인 모를 병
06 _ 다친 새를 살려 보내며
07 _ 말기 암 환우 승자 할머니
08 _ 용감한 탈북자의 마법 같은 치유력
09 _ 외로운 환우들의 마음의 사랑방
10 _ 온갖 병에서 해방된 순화 씨
11 _ 공황장애 지영 씨의 인생 반전
12 _ 잘 낫는 환자, 잘 낫지 않는 환자
13 _ 세상을 떠난 박 사장님
14 _ 죽음에 대처하는 현명한 자세
15 _ 만인에게 평등한 병원
16 _ 전신경화 경희 씨의 새로 얻은 삶
17 _ 정월대보름 윷놀이

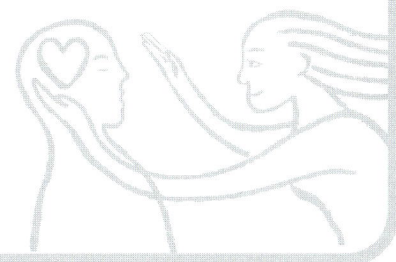

▶ 믿음은 삶의 두려움을 밀어내고 심신의 긴장을 이완하며 생리적 안정을 불러온다.
 기적적으로 완치한 환자들의 공통분모에는, 반드시 낫는다는 강한 믿음이 있는 것이리라.

01

40년 아토피 인생, 김 선생님

점심 무렵, 자기원을 찾은 김 선생님이 커다란 상자를 내밀었다. 상자 안에는 따뜻한 백설기가 가득했다.

"자기원을 다니기 시작한 지 오늘로 100일이네요. 그래서 백일 떡을 했는데, 다들 나눠 드세요."

이야기를 마친 후 그녀는 떡을 돌렸고, 환우들은 감사 인사를 건네며 떡 잔치를 벌였다. 방앗간에서 방금 해온 떡은 따뜻하고 부드러워 입안에서 살살 녹았다.

자기원에는 환우들이 먹을거리를 가지고 와서 돌리는 일이 종종 있다. 그러나 이렇게 자기원을 다니기 시작하고 100일이 된 것을 기념하는 떡이라는 건 처음이다. 원장님과 직원들 그리고 다른 환우들에게 인사를 전하고 싶었던 그녀가 만들어낸 기념 떡이리라.

사십 대 초반인 그녀는 평생 중증 아토피에 시달려왔다. 돌 때부터 시작된 아토피는 그녀가 성인이 되고 교사가 되고 결혼해서 주부가 되고 두 아이의 엄마가 된 후에도 계속 따라다녔다.

아토피를 치료하기 위해 그녀는 별의별 치료를 다했다. 일반 병원 치료에서부터 한방요법, 민간요법, 목욕요법 등 좋다고 알려진 치료를 계속했지만, 아토피는 낫지 않았다. 중년에 접어들면서부터는 너무 심해져서 바깥출입도 제대로 할 수 없었다.

자기원에서 김 선생님을 처음 만났을 때는 보기 민망할 정도로 증상이 참담했다. 얼굴은 물론 몸 전체의 피부가 붉은색으로 상처투성이였고, 진물이 심하게 나는 부위는 붕대로 감고 있기도 했다.

자기원에는 아토피 환자들이 많다. 그리고 어머니 역시 암 진단을 받기 전에 중증 아토피로 오랫동안 고생을 하신 경험이 있다. 지긋지긋한 가려움으로 피부는 물론 심신을 만신창이로 만드는 병이 바로 아토피이다. 긁어서 피가 나오는데도 계속 긁을 수밖에 없어 온몸이 피딱지로 덮이는 어머니의 모습을 몇 년간 보았다. 그래서 웬만한 아토피 증상은 담담하게 볼 수 있었다.

하지만 김 선생님의 경우는 달랐다. 어머니의 아토피보다 더욱 증상이 심했고 그 고통 속에서 평생을 살아온 것이다. 극심한 아토피로 심신이 너무 쇠약해진 그녀는 결국 교사 생활마저 접어야 했다.

한 가닥 희망으로 아직 끝나지 않은 절망을 끌어안고

자기원에서 김 선생님은 심장과 신장의 정기(正氣)가 약하다는 진단을 받았다. 그녀는 몸 전체의 균형을 찾는 자기조절을 시작했고, 아주 조금씩 호전되어 갔다. 평생을 달고 산 아토피가 서서히 낫는다는 것을 느끼며 그녀는 비로소 희망을 보게 되었다. 아직 끝나지 않은 절망을 한 가닥 희망으로 끌어안을 수 있게 된 것이다.

나는 그녀에게 아토피를 이겨낸 어머니의 생활요법을 자세히 전하며, 도움을 줄 수 있는 길을 찾았다. 마음을 긍정적으로 이끄는 웃음요법도 권했다. 평생을 병자로 살아온 그녀의 고통을, 경험하지 않은 내가 제대로 이해할 수는 없을 것이다.

다만 오랜 투병생활로 인해 우울하고 좌절감이 클 것이라고 짐작할 수 있었다. 웃음요법을 권한 것은 부정적인 감정을 긍정적으로 바꾸기 위해 적극적으로 노력하면, 아토피 치유에도 도움이 될 것이라고 여겼기 때문이다.

그녀는 복지관에서 여는 웃음치료 교실과 마음 치유 프로그램에 참여했고, 마음을 긍정적으로 바꾸는 노력이 질병 치료는 물론 삶에 큰 도움이 되었다며 기뻐했다. 요즘은 마음 치유와 관련된 책을 열심히 읽으며 스스로에게 긍정의 힘을 불어넣고 있다.

"평생 난치병에 시달리다 보니, 늘 불안과 걱정을 달고 살았던 것 같아요. 원치 않는 온갖 불길한 망상에 빠지고 스스로 걱정을 만들어내면서 마음을 들볶았지요. 그리고 증상이 심해지면 잘못한 부분에 대해 죄의식을 갖고 나 자신을 질책하기도 했어요. 저뿐만 아니라 오래 병을 앓아온 환자라면 대부분 그럴 거예요.

그런데 마음공부를 하면서, 제가 얼마나 부정적인 생각을 많이 하는지 깨달았어요. 제 병만큼이나 오래된 마음의 습관을 하루아침에 바꿀 수는 없겠지만 요즘은 나 자신에 대한 사랑을 회복하고 스스로 격려하면서 희망을 키우려고 노력하고 있지요. 병에 대한 두려움을 벗고, 희망과 긍정적인 시각을 찾는 것이 난치병 환우들에게는 반드시 필요할 것 같아요."

때로는 질병 자체보다 질병에 대한 공포감이 병을 더 키우기도 한다. 우리의 생각과 감정은 인체 생화학작용을 통해 몸 전반에 바로 영향을 주기 때문이다.

두려움은 신진대사를 저하시키고 면역력을 약화시켜 질병을 부추긴다는 것은 의학자들의 연구를 통해 증명되었다. 그래서 심신의학자이자 웃음요법의 창시자인 노먼 커즌스(Norman Cousins)는 "중병 치료에서 환자를 공포와 불길한 예감으로부터 해방시키는 것만큼 중요한 일은 없다"고 말한 것이리라.

평생 중증 아토피 환자로 살아온 김 선생님은 하루도 빠지지 않고 자기원에 나와 열심히 치료를 하면서 삶의 희망을 키우고 있다. 희망이 있는 한 어떤 절망도 이겨낼 것이다. 희망이 바로 치유를 시작하는 촉매이자, 새로운 삶을 여는 강력한 연료이기 때문이다.

혈액종양학 의사이자 하버드 의과대학교 교수인 제롬 그루프먼(Jerome Groopman)은 희망의 치유력에 대해 이렇게 말한다.

"희망의 핵심 요소인 믿음과 기대는 뇌에서 도파민이라는 화학물질을 분비시킨다. 도파민은 뇌의 중요한 방아쇠로서 동기 유발, 목표 추구와 관련이 있다. 뇌에서 도파민의 경로는 엔도르핀과 엔케팔린의 경로와 연결되는데, 이들 물질은 통증을 경감시키고 기분을 좋게 만든다. 희망은 병이 진행되는 과정에서 일종의 도미노 효과를 일으켜, 병의 호전 가능성을 높이는 연쇄반응을 유도한다."

그루프먼 교수 본인도 희망의 힘으로 난치병을 치료했다. 그는 불의의 사고를 당한 후, 19년 동안 통증에 시달렸고 병원에서는 신경이 손상되어 회복이 불가능하다고 했다. 통증과 장애로 고통받던 그를 구제해 건강한 삶을 되찾게 해준 것이 바로 희망이다.

우연히 한 의사로부터 "왜 나을 수 없다는 말을 믿느냐? 고통의 신을 숭배하지 말고, 노력해서 병을 이겨내라"는 말을 들으면서 그는 불치라고 선고받은 병도 나을 수 있다는 강한 희망을 품게 되었고, 그렇게 마음을 바꾸자 바로 통증이 줄어들기 시작했다고 한다.

마음속에 희망이 들어서자 몸의 생리작용도 변한다는 것을 스스로 느꼈고, 희망이 자신의 병을 치유할 수 있음을 깨달은 것이다. 그루프먼 교수는 현실을 인정하고 마주할 수 있는 용기와 '할 수 있다'는 확신을 담은 진정한 희망을 가질 때, 몸은 스스로 치유작용을 촉진한다고 강조한다.

40여 년간 아토피를 앓아온 김 선생님이 가려움의 굴레를 언제 완전히 벗을지는 누구도 정확히 알 수 없다. 그러나 평생을 달고 산 난치병도 나을 수 있다는 것을 그녀가 깨달았다는 사실이 중요하다.

비록 그녀는 자기원에서 가장 더디게 낫는 환자 가운데 한 사람이지만 반드시 나을 것이다. 조금씩 호전되고 있다는 것을 스스로 느꼈고, 그것을 통해 완치할 수 있다는 믿음을 갖게 되었고, 그 희망이 치유 에너지를 끌어내고 있기에.

02
임파선암을 이겨낸 경순 할머니

어머니와 내가 자기원에 처음 갔던 날, 우리보다 한발 앞서 자기원을 찾아 치료를 받고 있던 모녀가 있었다. 임파선암 환자인 경순 할머니와 그녀의 딸이다. 어머니와 같은 암환자이셨기에 우리는 바로 친해졌다.

나는 특히 경순 할머니의 딸에게서 남다른 동류의식을 느꼈다. 어머니가 암 진단을 받은 후 내가 겪은 슬픔을 그녀 역시 갖고 있을 것이기에. 부모님의 투병이 얼마나 자식의 삶을 뿌리째 흔드는지를 그녀도 알 것이기 때문에 눈길이 갈 수밖에 없었다.

그러나 측은하게 바라보는 내 눈길과 달리 경순 할머니의 딸은 언제나 밝았다. 외국 유학을 마치고 귀국하자마자 경순 할머니가 편찮으셔서 간병을 맡게 되었지만 힘든 내색을 하지 않았다. 그녀는 부산 집에서 대구 자기원까지 매일 어머니를 모시고 왔고, 큰 도시락 가방에 꼼꼼하게 먹을거리를 싸와서 어머니의 식사를 챙기는 효녀였다.

그녀와 나는 종종 휴게실에서 차를 마시며 이야기를 나누었다. 어머니에 대한 그녀의 애틋한 사랑이 느껴질 때면 나 또한 가슴이 먹먹해지곤 했다. 우리는 사는 곳도 다르고 일하는 분야도 달랐지만 '암환자의 가족'이라는 연대감만으로도 빠르게 친해질 수 있었다.

임파선암 2기인 경순 할머니가 처음 자기원에 오셨을 때는, 극심한 통증으로 잘 걷지도 못하셨다. 암 진단을 받을 무렵부터 몸무게가 하루가 다르게 빠지고, 고열과 통증에 시달리셨다. 자기원에 오기 전에는 병원에서 항암치료를 받으셨지만 구토가 심하고 탈진을 반복해서 결국 항암치료를 중단하셨다.

자기원에서 경순 할머니는 간과 쓸개에 나쁜 기인 사기(邪氣)가 강하다는 진단을 받으셨다. 몸의 균형을 찾는 자기조절을 시작하면서 조금씩 기력을 회복하셨고 극심하던 통증도 점차 약해졌다.

자기조절을 시작하고 6개월이 지난 후, 병원 검사에서 종양의 크기가 조금 줄었다는 반가운 결과를 들을 수 있었다. 몸이 나아지고 있다는 것을 스스로 느끼고 계셨지만 큰 병원을 통해 분명한 호전 결과를 접하자 한결 마음의 안정을 찾으셨다.

경순 할머니는 자기치료에 더욱 매진하기 위해 아예 서울 자기원 근처에 집을 얻으셨다. 부산에서 대구까지 오가는 것이 불편했던 터라 서울에 상주하면서 치료를 받기로 하신 것이다. 할머니의 딸이 서울에 있으면 직장을 알아볼 수도 있어서, 서울 자기원에서 치료를 받는 것이 여러모로 효율적이었다.

입원 동기처럼 친하게 지내던 그 모녀가 대구 자기원을 떠난 후 조금은 허전했지만, 편안하게 치료를 받고 있고 치료 효과도 빠르다는 말을 전해 들을 때마다 무척 반가웠다.

서울 자기원이 있는 동네에 살게 되신 경순 할머니는 매일 자기원에 가서 치료를 받으셨다. 그리고 틈틈이 자기원 근처의 공원을 열심히 걸으셨다.

평생 홀시아버지를 모시며 한 번도 편히 지내본 적이 없던 할머니는 온전히 자신만을 위한 시간을 가지면서 심신의 스트레스를 날려버릴 수 있었다. 그러는 사이 자신의 몸과 마음이 나날이 치유되는 것을 느끼실 수 있었단다. 주류 의학이 아닌 대안의학을 선택했다고 걱정하는 친지들의 말에도 흔들림 없이 자기조절에 전념하실 수 있었던 것은 그 때문이다.

"처음, 암이라는 진단 결과를 들었을 때는 충격을 받기도 했지만 병원에서 나보다 더 심한 환자를 보면서 그나마 다행이라고 여겼어요. 그리고 자기조절을 통해 반드시 나을 것이라고 믿었지요. 한 번도 낫지 않을 거라고 생각한 적이 없어요. 반드시 낫는다는 믿음을 갖는 것이 질병 치료에서 가장 중요한 것 같아요."

반드시 나을 것이라는 믿음은, 그녀를 암으로부터 자유롭게 했다. 믿음은 삶의 두려움을 밀어내고 심신의 긴장을 이완하며 생리적 안정을 불러온다. 불균형을 이룬 몸을 정상으로 회복시키고 면역력을 강화하는 동력이 되는 셈이다. 그래서 기적적으로 완치한 환자들의 공통분모에는, 반드시 낫는다는 강한 믿음이 있는 것이리라.

미국의 내과의사이자 심신의학자인 디팩 초프라(Deepak Chopra)는 폐암 환자에게 "나는 낫는다. 완전히 낫는다"는 말만 하루에 여러 차례 반복하게 해서, 폐암이 말끔히 치유된 연구사례를 발표하기도 했다. 믿음이 만든 긍정의 에너지가 얼마나 강력한 치료제가 되는지를 보여주는 사례이다.

"자기조절을 알게 되고, 자기원 근처에 집을 얻어 편안하게 치료를 받는다는 사실에 늘 감사했어요. 특히 멀리서 자기원을 찾아오는 중병 환자들을 볼 때마다 내가 얼마나 행복한지를 깨달았지요. 자기원의 중증 환우들을 위해서 기도를 하기도 했어요. 늘 감사한 마음으로 기도하다 보니 마음의 평화를 찾았고, 평온한 마음이 치료에 큰 도움이 된 것 같아요."

가톨릭 신자인 경순 할머니는 날마다 기도를 하셨다. 기도를 하면서 자신의 삶을 돌아보고, 감사와 평화의 마음을 얻으셨다. 그래서 "기도는 신(神)의 마음을 바꾸기보다 기도하는 사람의 마음을 바꾼다"는 말이 있는지도 모른다.

경순 할머니의 임파선에 있던 악성종양은 계속 작아졌고, 거의 눈에 띄지 않을 정도로 크기가 줄었다. 얼마 전에는 더 이상 건강상의 문제가 없을 것이라는 반가운 검사 결과를 들었다.

경순 할머니는 난치병 환우들에게 반드시 낫는다는 희망을 갖고,

마음을 잘 다스리라고 강조하신다. 누군가에 대한 미움이나 세상에 대한 불만을 모두 버리고 평온한 마음을 찾을 때, 빠르게 치유의 길로 들어설 수 있다는 말이다.

  지금 나는 무엇 때문에 마음이 불안하고 우울한가. 자신의 목을 죄고 있는 오랜 질병에서 벗어나고 싶다면, 우선 스스로에게 이런 질문을 던져야 하는지도 모른다. 자신을 괴롭히는 어두운 감정을 털어내는 것이, 진정한 치유로 향하는 지름길일 것이다.

03
서울 자기원에서의 하루

서울에 볼일이 있어 갔다가 서울 자기원에서 하룻밤 신세를 지게 되었다. 대구 자기원의 본원 격인 서울 자기원을 방문한 것은 그때가 처음이었다. 아담한 4층 건물인 그곳은 대구와 달리 꽤 병원다워 보였다. 원장님은 맨 위층을 살림집으로 쓰고 계셨다.

서울 자기원은 원장님의 자제이신 구태회 선생님이 부원장으로 계신다. 구태회 선생님은 원장님으로부터 일에 대한 열정을 고스란히 물려받은 분이다.

서울 자기원은 직원들이 대부분 남자들이어서 여자 천국인 대구와는 분위기가 사뭇 달랐다. 한마디로 조용하고 차분했다. 쾌활하고 때때로 소란스럽고 그래서 다분히 인간적이라고 할 수 있는 대구 자기원과는 달라서 적응이 되지 않을 정도였다.

서울 자기원을 방문한 날, 원장님은 암환자 한 사람을 댁에서 돌보고 계셨다. 지방에서 올라와 오갈 데가 없거나 가족이 제대로 돌볼 수 없는 환자의 경우, 원장님이 댁에 머물게 하며 돌보실 때가 있다.

평소 쉬는 날도 거의 없이 너무 많은 일을 하시는 원장님을 보면서 주위 사람들은 걱정을 한다. 칠십 대라는 연세를 고려해 댁에서는 환자를 보지 말라는 말씀도 드린다. 그러나 원장님은 당신의 몸은 전혀 아끼지 않고 환자를 돌보시곤 했다.

그때 원장님 댁에 있던 환자는 오십 대 아주머니로 말기 암환자였다. 남편이 비행기 조종사로 해외 출장을 계속하고 있었고, 달리 돌봐줄 보호자가 없어 원장님께 신세를 지고 있었다. 비행기에 오르기 전, 아내를 잠시 돌보던 그 남편은 원장님께 감사하다는 말을 거듭한 후 자기원을 나섰고, 그날 밤 나는 그 아주머니 환자와 함께 보내게 되었다.

밤 10시쯤 되자 환자가 통증을 호소했다. 그때까지 밝은 모습으로 인사를 건네고 얘기도 잘하고 별로 아픈 기색이 없어 말기 암환자로는 보이지 않았다. 그런데 매일 밤이 되면 극심한 통증에 시달린다고 했다. 대부분의 병이 밤에 심해지기 때문이다.

원장님께서 조절기를 환자에게 붙인 후, 특히 아프다는 부위에 손을 대고 기 조절을 시작하셨다. 마음을 모아 원장님의 생명 에너지를 환자에게 보내는 수기치료법이다. 치료를 시작하고 5분도 되지 않아 환자는 통증이 가신 편안한 얼굴이 되었다.

나는 원장님의 수기치료 광경을 몇 차례 보았다. 그런데도 볼 때마다 신기하기만 했다. 원장님은 누구나 연습하면 할 수 있다고 하셨다. 그 '신기한' 수기치료를 나도 언젠가는 해봐야겠다는 생각도 들었다. 수기치료를 할 때는, 의식을 집중해 타인의 생명 에너지가 움직이도록 돕는다는 마음으로 기를 보내면 된다고 한다. 적어도 이론적으로는 간단한 방법이다. 그러나 마음만 먹었지, 아직 실천해본 적은 없다. 천재이신 원장님에게나 간단한 방법일 것이라고 여겨지기 때문이다.

그날 밤, 원장님은 늦도록 아픈 환자를 돌보셨다. 그런 원장님의 모습이 큰 파장을 그리며 내 가슴에 와 닿았다. 나도 누군가에게 저렇게 마음을 다할 수 있을까? 원장님의 인술은 환자의 마음과 그 모습을 지켜보는 내 마음마저도 따뜻하게 다독여주었다.

원장님의 그날 치료는 새벽 1시까지 계속되었다. 병과 사투를 벌이는 환자와 원장님 곁에서 나는 밀려오는 졸음을 참으며 앉아 있었다. 두 분은 내게 다른 방으로 가서 자라고 하셨지만 도저히 그럴 수가 없었다. 결국 나는 그분들 옆에서 꾸벅꾸벅 졸아야 했다. 원장님의 애완견인 치와와 국진과 함께.

04

중풍 환우 내과의사
최 원장님

바쁜 일이 있어서 일주일 만에 자기원에 갔다. 그사이 새로운 얼굴들이 자기원의 새 식구가 되어 있었다. 후덕해 보이는 노신사 한 분이 진료실 앞 소파에 앉아 있었다. 원장님과 그 노신사는 허물없는 친구처럼 말씀을 나누셨다. 원장님의 오랜 친구 분일 것이라고 짐작했다.

그런데 알고 보니, 구한서 원장님과 비슷한 연배이신 내과의사 최 원장님으로 며칠 전에 초진을 받은 중풍환자이셨다. 구 원장님도, 최 원장님도 마음의 벽이 없으신 분들이기에 그렇게 바로 친구가 될 수 있었으리라.

최 원장님 외에도 자기원을 찾는 환자 가운데에는 직업이 의료인인 이들이 적지 않다. 사람의 생명과 건강을 다룬다는 일이 얼마나 힘든 일인가. 자기원에서 환자들을 대하면서 나는 그런 사실을 피부로 느낄 수 있었다. 아픈 사람들을 치료한다는 것이 심신을 고되게 하는 일이기에 의료인들이 더 건강을 잃기 쉬운지도 모른다.

그런 의료인들이 자기원에 오면 처음에는 대부분 어색해한다. 자신이 전공한 의학으로 잘 낫지 않아서 새로운 가능성을 찾아 자기원까지 왔지만 쑥스러움을 감추지 못한다. 어쩌면 자기원을 찾았다는 것 자체가 용기가 필요한 일이고, 마음이 열린 의사라는 말일 것이다. 자신의 분야만 최고라고 여기고 다른 분야는 외면하는 이들도 있지 않던가. 그러나 자기원을 찾은 내과의사 최 원장님은 마치 친구 집처럼 자기원을 편안해하셨다.

최 원장님이 중풍으로 쓰러지신 것은 3년 전의 일이다. 갑자기 몸의 왼쪽 반신에 마비감이 들어 병원 응급실로 가는 동안 눈앞이 아득했다고 하신다. 처음에는 심각한 상황이 아니었으나 중풍이 얼마나 위험한 병인지를 잘 알고 있는 의사이기에 두려움이 컸을 것이다. 의사도 사람이므로 중병에 걸리면 마음을 잡을 수 없는 건 당연한 것인지도 모른다.

"여보, 아무 걱정 하지 말아요. 내가 반드시 낫게 할 테니까."

두려움과 절망감으로 주체할 수 없었던 그에게 부인은 손을 꽉 잡고 용기를 주었다. 의학에 대해 문외한인 아내의 말이지만 최 원장님에게는 큰 힘이 되셨다고 한다. 아닌 게 아니라 그의 부인은 정성을 다해 남편을 간병했다. 중풍에 대한 공부를 열심히 한 후, 식생활과 운동 등 생활요법을 적극적으로 실천할 수 있도록 도왔다.

최 원장님은 중풍이 발병한 후 신속하게 병원에 가서 열심히 치료를 받으셨다. 그러나 호전되는 기미가 없었다. 오히려 중풍이 보행장애나 언어장애로까지 진행되었다. 그 후 한방치료를 해보기로 하고 침구요법과 쑥뜸요법을 시도했고, 자연요법으로도 눈을 돌렸다.

그 가운데 특히 비중을 두었던 치료법은 니시요법이다. 자연의학의 하나인 니시요법은 단식을 중심으로 자연식, 자연체조, 냉·온욕, 풍욕 등으로 병을 다스리는 치료법이다. 니시요법의 중심인 단식요법은 일정기간 음식물의 공급을 제한해 몸을 정화하고 면역력을 강화하는 치료법이다.

단식을 하면 우리 몸은 자신의 조직을 연소해 에너지로 사용한다. 그 과정에서 지방과 병든 세포, 노화된 조직, 노폐물, 독성물질 등이 연소되어 온몸을 정화한다. 체내에 쌓인 변과 독소 등의 연소로 몸이 정화되면, 신진대사가 원활해지고 면역력이 강화되는 것이다.

과체중이었던 최 원장님은 단식요법을 시행한 후 빠르게 호전되셨다. 중풍이 진행되는 몇 달간 제대로 걷지도 못하고 말도 어눌한 상태였지만, 니시요법을 하면서 언어장애는 치유가 되었고 걸음걸이도 한결 나아지셨다. 그 후 자연식과 냉·온욕 등 자연요법을 꾸준히 실천하고 계신다. 그러나 다리가 무겁고 걷기가 불편한 증상은 여전히 남아 있었다.

최 원장님이 자기원에 오신 것은 중풍이 발병하고 3년이 지나서였다. 친지를 통해 자기조절법을 알게 된 후 바로 자기원에 오셨고, 간과 위장에 나쁜 기인 사기가 강하다는 진단을 받으셨다. 장부의 균형을 찾는 자기조절을 시작한 원장님은 바로 몸이 호전되는 것을 느낄 수 있었다고 하신다.

한쪽으로 많이 처져 있던 어깨가 정상으로 균형을 찾았고, 검은 혈색도 밝아졌고, 무겁던 다리도 가벼워졌다. 무엇보다 다리에 힘이 돌아오면서 걷기가 한결 편해졌고, 기력이 회복된다는 것을 스스로 느끼면서 사회생활에 자신감을 되찾으셨다.

환자 가족이 사랑의 힘

자기원에서도 최 원장님의 부인은 남편을 극진히 챙겼다. 최 원장님에게 부인의 사랑은, 병을 이겨내는 원동력이 되었을 것이다. 가족의 사랑과 응원은 치유를 앞당기는 큰 힘이 된다는 것은 자기원의 환우들을 보면서 줄곧 느껴온 사실이다. 심적으로 위안이 되는 든든한 보호자가 있는 환자는 치료가 빠른 편이다.

보호자의 사랑이 환자의 치료를 돕는다는 것은 이미 과학적으로도 밝혀진 사실이다. 사랑을 받고 있다는 느낌은 심신의 치유에 큰 도움을 준다. 사랑을 받는다는 환자의 긍정적인 감정이, 인체 생화학작용을 통해 치유기능을 강화하기 때문이다. 사랑하는 사람에게 보살핌을 받는 환자는 효능이 무한대인 만능 약을 덤으로 처방받는 셈이다.

자기조절을 시작한 최 원장님은 걸음걸이가 많이 자연스러워지셨다. 자가운전으로 부산에서 대구 자기원까지 오갈 정도로 나아지셨다. 평생 환자를 치료해온 의사이지만 자신의 병 앞에서는 나약한 환자였던 원장님은 부인의 지극한 사랑으로 병마의 굴레에서 빠르게 벗어나셨다.

최 원장님은 얼마 전부터 다시 병원 일에 복귀하셨다. 스스로 난치병을 앓아온 만큼 환자들에게 보다 도움이 되는 실질적인 진료와 상담을 해주고 계신다. 질병치료에서 환자 가족들의 역할이 중요하다는 것을 몸소 깨달으신 후, 요즘은 환자 가족들에게 전할 가족치료 프로그램을 구상 중이시다.

"사랑은 만병통치약입니다. 가족 간의 사랑의 힘이 더없이 좋은 치료약이고 예방약이므로 사랑의 마음을 많이 나누십시오."

최 원장님은 찾아오는 환자들에게 이런 사랑의 처방을 하고 계실지도 모른다.

05

개구쟁이 정우의
원인 모를 병

"어이, 과장 아들!"

정우를 보고 자기원 환우들이 부르는 말이다. 다섯 살인 정우가 자기원에서 '과장 아들'로 통하는 것은, 녀석이 과장이 된 아버지를 엄청나게 자랑했기 때문이다.

"우리 아빠가 누군지 알아? 과장이야."

정우 아버지가 근무하는 회사에서 과장으로 승진하면서, 아들에게 꽤 많이 자랑을 한 것 같다. 그것도 과장이 최고 직위나 되는 것처럼. 그래서 녀석은 과장이 세상에서 가장 높은 줄 안다. 그 위에 부장도, 사장도, 회장도 있다는 사실을 모른다.

그래서 놀다가 골이 나거나 뜻대로 되지 않는 상황이 되면 큰 소리로 "우리 아빠는 과장이야!"라는 말을 외친다. 마치 "우리 아빠는 대통령이야" 하는 뉘앙스로 말이다. 옆에 있던 좀 큰 녀석이 "우리 아빠는 사장이야"라고 해도 "우리 아빠가 과장이라고 말했지!"라며 막무가내이다.

녀석의 그런 모습을 보면서 자기원의 환우들은 배를 잡고 웃는다. 그리고 녀석이 오는 날이면, "정우야, 우리 아버지는 회장인데, 너희 아빠는 뭐야?" 하면서 녀석이 우쭐대는 것을 보려고 먼저 장난을 건다. 정우는 자기원 가족들의 웃음을 자아내는 귀여운 꼬마 환우이다.

제 이름보다 과장 아들로 더 유명한 정우는, 갓난아이 때부터 원인 모를 발열 증상이 계속되어 부모의 속을 태웠다. 아이들의 경우, 고열로 뇌가 손상되는 경우도 있기 때문에 위험한 병인 셈이다.

정우가 태어난 지 2개월이 되었을 무렵, 폐렴으로 병원에 입원한 적이 있었다. 그때 2주간 항생제 치료를 받았는데, 열이 계속 떨어지지 않아 고생을 했다. 항생제 치료를 중단하자 오히려 열이 어느 정도 내렸고, 그 후부터 종종 특별한 이유도 없이 고열이 계속되는 증상이 나타났다.

대학병원까지 가면서 모든 검사를 했지만 병원에서는 원인을 찾지 못했다. 심하게 열이 오를 때면 해열제를 쓰는 것밖에 별다른 대책이 없었다. 열이 나기 시작하면 몇 주간씩 계속되었고, 또래 아이들보다 체구도 작아서 부모의 걱정이 이만저만이 아니었다. 그러나 녀석이 워낙 씩씩하고 천성이 밝아서 전혀 아픈 아이처럼 보이지 않았다.

"정우는 선천적으로 폐와 신장의 정기가 약한 체질입니다. 신장은 인체의 열을 식히는 역할을 하는데, 그곳이 약하다 보니 열병을 앓을 수 있지요. 그러나 일반 병원의 검사에서는 열의 원인이 객관적인 데이터로 나오지 않으니까, 원인 불명이라고 했을 것입니다. 아무리 의학이 발달했어도, 인체의 정교한 시스템을 완전히 알지는 못하지요. 정우의 경우, 폐와 신장의 기능을 강화하면 고열이 장기간 계속되는 일은 없을 것입니다."

원장님께서 정우의 발병 원인에 대해 하신 말씀이다. 병원에서 '원인 불명'이라는 진단 결과를 들은 후 답답함을 키워온 정우 부모는 자기원이 진단한 병의 원인을 알게 된 것만으로도 희망을 얻었다고 한다.

오늘날 최첨단 과학 설비를 이용한 현대의학의 정밀한 진단 기술은 날로 가치를 더하고 있다. 그럼에도 병원에서 발병 원인을 알 수 없다고 진단받는 환자가 적지 않은 것이 사실이다. 자기원에는 정우처럼 병원 검사에서는 이상이 없는데, 고통스러운 증상을 호소하는 환자들이 특히 많은 편이다.

정우는 자기조절을 시작한 후 서서히 나아지기 시작했다. 물론 감기에 걸리면 열이 나기도 하지만, 예전처럼 오래 지속되는 일은 눈에 띄게 줄었다. 무탈하게 자라는 아들을 보면서 정우 부모도 심리적인 안정을 찾았다.

무심히 병을 앓는 천진난만한 아이들

정우 외에도 자기원에는 꼬마 환자들이 많다. 난치병으로 고생하는 아이들이 많다는 것을, 그리고 태어나면서부터 질병이나 장애를 가진 아이들이 많다는 것을 자기원에서 알게 되었다. 원장님은 오늘날의 심각한 환경공해와, 태아가 만들어질 때 부모의 그릇된 생활습관, 인공적인 출산 환경 등이 모두 소아 환자를 늘리는 원인이라며 안타까워하신다.

성인 환자들과 달리 꼬마 환자들은 병이 있거나 말거나 천진난만하게 노는 경우가 많다. 잔병이 많은 진이는 곧잘 어른들 앞에서 멋지게 동요를 불러댄다. 발달장애를 앓는 승우는 스케치북을 펼쳐놓고 그림 그리기에 열중한다. 코를 쿵쿵거리는 틱장애를 자기조절로 치유한 후, 감기에 걸려도 자기원에 오는 승대는 늘 만화책에 빠져 있다.

물론 자기원이 낯설다고 오자마자 울기 시작하는 아이도 있다. 그런 아이들을 위해 항상 과자와 장난감을 준비해두어야 한다. 아직 말도 제대로 못하는 경훈은 과자를 넣어두는 서랍을 정확히 기억하고 그 앞에서 "까까"를 외친다.

아이들은 간혹 먼저 만화책을 보거나 게임을 하겠다고 다투기도 한다. 앙앙 울다가 금방 까르르 웃는 천진난만한 아이들 때문에 자기원은 시끌벅적할 때도 많지만 그들로 인해 활기가 더해진다.

해맑은 꼬마 환우들과 달리 부모들은 대개 세상의 고통을 모두 짊어진 듯한 모습을 하고 있다. 다른 환자 가족들에 비해 더 예민하고 더 많이 괴로워한다. 자기원에서 울음을 쏟는 보호자는 대개 아픈 자식을 둔 엄마들이다. 자식이 난치병을 앓는데, 어느 부모가 하늘이 무너지지 않으랴. 태어나면서 혹은 어려서부터 아픈 것이 모두 자신의 탓이라고 여기는 그들의 모습은 보는 이들의 마음마저 안타깝게 한다.

그러나 다행스럽게도 아이들은 어른보다 대체로 빨리 낫는 편이다. 자기원에서 가장 빠른 치료율을 보이는 환자층은 아이들이다. 아이들은 병을 키워온 시간이 어른에 비해 짧은 편이고 병을 무심히 앓기 때문에 빨리 낫는다고 원장님은 말씀하신다. 내 병이 낫지 않는 것은 아닐까, 과연 자기조절로 나을까, 언제 다 나을까, 치료하러 다니면 일은 어떻게 하지……. 어른들이 가진 수많은 고민으로부터 아이들은 자유롭기 때문이라는 말씀이다.

병을 빨리 치유하기 위해서는 마음을 비우고 "무심히 병을 앓자"고 원장님은 강조하신다. 무심하라. 그것도 자신을 괴롭히는 난치병에 대해. 과연 그럴 수 있을까? 쓸데없는 걱정이 많은 내게는 역시 난해한 화두이다.

06

다친 새를 살려 보내며

　매주 화요일 진료를 마치면 원장님은 동네 목욕탕에 가신다. 다음 날 새벽 서울 본원으로 가셔야 하므로 피로도 풀 겸 목욕을 하러 가시는 것이다.
　여느 때처럼 그날도 목욕을 가신 원장님이 몇 분 만에 되돌아오셨다. 손에는 죽은 것처럼 보이는 참새 한 마리를 들고 계셨다.
　"이 새가 길바닥에 떨어져 있네? 자석 좀 가지고 와봐."
　"원장님, 죽은 것 같은데요."
　"아니야. 아직 살아 있어. 우리가 살려보자."
　퇴근할 준비를 하던 우리는 갑작스레 새의 치료 작업에 들어갔다. 살아 있는 모든 생명체는 기 순환을 원활하게 하면 생명력을 높일 수 있다는 것이 자기조절법의 건강관이다.
　원장님은 참새도 자기조절의 효과를 볼 것이라고 하셨다. 목욕탕을 가는 것도 잊으신 채 의료용 자석을 참새에게 붙이고, 손으로 녀석의 몸을 감싸고 계셨다. 아마 원장님의 기를 그 작은 참새에게 보내는 것이리라.

원장님은 살아 있는 모든 생명체를 귀히 여기신다. 미물(微物)이라고 해도 함부로 죽여서는 안 된다는 것이 원장님의 생각이시다. 생명에 대한 지극한 사랑 때문에, 자기원에서는 모기나 파리도 함부로 죽일 수가 없다. 적어도 원장님이 보는 앞에서는.

언젠가 주방의 하수구를 타고 작은 생쥐 한 마리가 들어온 일이 있었다. 깜짝 놀란 우리는 어쩔 줄을 몰랐다. 여자 직원들만 있는 곳이어서 더 야단법석이었다.

마침 원장님이 외부 강의를 가신 때라서, 쥐를 잡아야겠다는 생각으로 우리는 쥐덫을 놓았다. 몇 시간 뒤에 쥐는 덫에 걸려들었지만, 돌아오신 원장님이 쥐를 손수 풀어서 바깥으로 내보내셨다. 그리고 바깥으로 쥐를 내몰면 될 일인데, 죽일 생각을 한 우리를 조용히 나무라셨다.

한번은 이런 일도 있었다. 화원에서 작은 화초를 몇 개 사서 자기원 입구의 신발장 위에 얹어두었다. 작은 화분에 담긴 선인장류에 속한 식물로, 촉수처럼 길게 가지가 나와 꽃이 핀 예쁜 화초였다. 그런데 때를 맞추어 물을 주는데도 화분이 작아서 그런지 잘 말랐고, 얼마 가지 않아 말라 죽었다. 마치 건조시킨 나물처럼 화초가 바짝 말라 있었다.

죽은 식물을 보기가 편치 않아서 버리려고 쓰레기통 옆에 두었다. 그것을 보신 원장님께서, 함부로 생명체를 버리지 말고 다시 물을 주어 살려보라고 하셨다. 다시 살아나지 못할 것이라고 생각했지만, 원장님의 말씀을 거스를 수 없어서 잘 보이지 않는 마당 구석에 화초를 두었다. 물을 주고 잘 키우기는커녕 잊어버린 채 그대로 방치한 것이다.

우리의 기억에서 지워진 식물은 비가 오면 비를 맞고, 햇빛이 비치면 볕을 맞으면서 겨울을 났다. 그리고 이듬해 봄, 죽은 줄 알았던 녀석이 다시 살아나 꽃을 피웠다. 우연히 다시 그 화분에 눈길이 갔을 때, 식물은 반쯤 살아나 있었고 살아난 부분에서 핀 꽃도 볼 수 있었다.

이 얼마나 끈질긴 생명력이란 말인가. 그때 나는 너무나 부끄러웠다. 그렇게 살아날 수 있는 식물을 죽었다고 버리려고 했던 것이. 그리고 생명이 있는 그 어떤 것도 함부로 해서는 안 된다는 사실을 깨달았다.

자기원의 난치병 환우들은 화초의 엄청난 생명력을 보면서 감동을 받았다. '그 작은 식물도 다 죽었다가 살아날 만큼 생명력이 있는데, 인간에게는 그 이상의 생명력이 있겠지. 죽은 듯 보였던 화초가 살아났듯이, 나도 분명 다시 건강해질 수 있을 거야.'

이렇게 자기원 환우들은 다시 살아난 작은 화초를 경이롭게 보면서, 내심 자신도 건강해질 것이라는 희망을 얻었다. 그날 이후로 나는 길가에 핀 잡초도 함부로 할 수가 없었다. 그리고 우리 모두는 원장님의 생명 사랑을 조금씩 닮게 되었다.

우리는 병든 참새에게 정성을 쏟았다. 작은 나무 바구니에 천을 깔아 녀석의 침상을 만들어주고, 불편한 게 없는지 수시로 들여다보았다. 정신을 차리면 먹으라고 물과 모이를 옆에 놓아두기도 했다.

자기원의 환자들도 마찬가지였다. 작은 새가 바구니에 있다는 것을 안 환우들은 녀석을 보기 위해 모여들었고 측은한 마음을 보냈다. 무엇 때문에 다쳤다느니, 녀석이 자기조절을 하고 호강한다느니, 온갖 말들이 오갔다. 그리고 모두 녀석이 낫기를 기원했다.

자기원 가족들의 따듯한 눈길을 받은 참새는 우리의 염원대로 조금씩 움직이기 시작했고, 다음 날에는 완전히 기운을 차렸다. 그리고 날 수 있을 만큼 건강해졌다. 움직이기 시작한 새가 바깥으로 날아갈 수 있도록 우리는 창문을 전부 열어두었다.

녀석은 마침내 날아올랐고, 출구를 찾지 못해 자기원의 실내공간을 몇 번 돌고 난 후에야 비로소 큰 창을 통해 날아갔다. 숨을 죽이고 지켜보던 우리는 모두 환호성을 터뜨렸다.

"우아! 죽을 것 같았는데, 저렇게 쌩쌩하네?"

"녀석이 박 씨를 물고 돌아와야 할 텐데……."

"흥부네 박 씨 말하는 거야? 저놈은 제비가 아니고 참새야."

"암튼, 생명의 은인이 사는 곳은 맞잖아."

하하, 호호, 껄껄, 까르르…….

이틀 동안 우리 모두의 사랑을 받은 참새는 그렇게 살아나 떠나갔다. 자기원의 모든 환우들에게 기쁨과 웃음을 그리고 우리도 다시 건강해질 수 있다는 희망을 안겨준 채.

07
말기 암 환우 승자 할머니

박 작가에게서 전화가 왔다. 그녀는 방송사의 교양제작국에서 화제의 인물을 알리는 프로그램을 맡고 있다. 원장님이 박 작가가 담당하는 프로그램에 출연한 것이 계기가 되어 그녀와 인연이 닿았다.

전화의 내용인즉, 어머니와 함께 자기원에 오겠다는 것이다. 그녀의 어머니가 말기 암으로 수술을 했는데, 완치를 위해 자기조절법을 하고 싶다고 했다. 소장과 직장, 자궁에서 8센티미터가 넘는 악성종양이 발견되어 수술을 했지만 병원에서는 치유를 장담할 수 없는 좋지 않은 상황이었다.

그런데 박 작가의 어머니는 당신이 암환자라는 사실을 모르신다고 했다. 마음이 너무 약한 분이라서 충격을 받을 것이고, 그러면 병세가 나빠질 수 있어 암이라는 사실을 숨겼다는 것이다. 작은 물혹이 생겨 간단한 수술을 한 것으로 알고 계신단다. 그래서 자기원 측에서도 암이라는 말을 하지 말아줄 것을 부탁했다. 완치할 수 있도록 도와달라는 간곡한 부탁을 덧붙인 후에 전화를 끊었다.

통증과 같은 증상이 없는 말기 암환자 가운데 연로할 경우에는 병명을 숨겨달라는 가족들이 간혹 있다. 암보다 암환자라는 심적인 스트레스와 공포감이 병을 더 부추길 수 있다고 여기기 때문이다.

그날 오후 박 작가는 어머니와 함께 자기원에 왔다. 박 작가의 어머니인 승자 할머니는 '아프지도 않은데 이런 데를 왜 다녀야 하느냐'는 표정을 하고 계셨다. 큰 병을 예방하기 위해 건강관리 차원으로 자기원에 다니는 어른들도 많기 때문에 박 작가는 운동 삼아 다니시라는 말로 계속 어머니를 설득했다고 한다.

진단 결과 승자 할머니는 신장과 간의 정기가 약했고, 몸의 균형을 찾는 자기조절을 시작했다. 그러나 이미 여러 기관으로 암이 퍼진 말기 상태이고, 큰 수술을 하면서 몸이 약해진 상황이기에 자기원에서도 치료를 장담하지는 못했다.

딸의 권유로 마지못해 자기조절을 시작하신 승자 할머니는 매일 자기원에 와서 치료를 받으셨고 다른 할머니들과 빠르게 친해지셨다. 외손녀가 아토피를 치료하기 위해 자기원에 다니기 시작하면서 손녀도 볼 겸 열심히 자기원에 오셨다.

몸의 전반적인 컨디션이 조금씩 좋아지신 승자 할머니는 기운이 나신다며 치료에 열성을 보이셨다. 다른 환우들에게는 "나는 특별한 병은 없는데, 건강관리 차원에서 오는 거야"라고 말씀하셨다.

그렇게 4개월쯤 지난 어느 날, 할머니는 평소 복용하던 혈압 약을 처방받기 위해 혼자 동네 병원에 가셨고 그곳에서 암인 것 같다는 말을 듣게 되셨다. 그리고 진료를 받았던 대학병원을 통해 모든 사실을 알게 되셨다.

중증 말기 암환자라는 사실을 알게 되신 할머니의 병세는 빠르게 악화되었다. 얼마 동안은 아예 자기원에 오시지도 않았다. 분명 절망 속에서 두려움을 키우고 계셨을 것이다. 달라진 것은 환자가 자신의 병에 대해 알게 되었다는 것밖에 없는데, 할머니는 몰라보게 수척해진 얼굴로 자기원에 오셨다.

그 후 승자 할머니는 간으로 암이 전이되었고, 수술하지 않으면 3개월을 살기 힘들다는 병원의 진단 결과를 들으셨다. 복수가 차올라 배가 나오기 시작했으며 증상은 계속 악화되어만 갔다.

"암환자라는 사실을 몰랐을 때는 별 탈 없이 잘 지냈잖아요. 앞으로도 자기조절을 열심히 하면 건강하게 사실 거예요. 자기원에서 나은 암환자도 보셨잖아요. 그러니까 제발 걱정을 접고, 자식들을 위해서라도 마음을 강하게 가지세요."

박 작가와 형제들의 위로에 할머니는 조금씩 마음의 안정을 찾으셨다. 차츰 치유의지를 키우셨고, 복수가 차올라 배가 부른 모습으로도 열심히 자기조절을 받으셨다.

심리적으로 안정을 되찾은 후, 그녀의 병세는 다시 호전되기 시작했다. 간으로 전이된 암을 다시 수술하기에는 할머니가 너무 고령이라고 판단한 가족들은 자기조절과 함께 단기간 항암치료를 받아보기로 했다. 몇 차례 항암주사를 맞자 간에 찼던 복수가 가라앉았다. 항암제의 부작용 가능성을 고려해 더 이상의 항암치료는 하지 않았고, 대신 할머니가 마음을 편안하게 가지시도록 가족들은 위로와 격려를 계속했다.

병원에서 말한 시한부 기간인 3개월이 지났지만 승자 할머니는 점점 더 기력을 회복하셨다. 간의 절반을 악성종양이 차지하고 있는데도, 건강한 그녀의 모습을 보면서 병원에서는 기적이라고 말했다고 한다. 그렇게 살아 있다는 사실에 그녀와 가족들은 늘 감사하고 있다.

감사하는 마음은 그녀에게 한층 심신의 평화를 안겨주었다. 감사의 창으로 바라본 세상은 그 어떤 것도 문제가 되지 않았다. 심장의 생리 기능을 연구하는 하트매스연구소의 닥 칠드리(Doc Childre) 박사와 하워드 마틴(Howard Martin) 박사는 감사의 치유력에 대해 이렇게 말한다.

"감사는 강력한 힘으로 스트레스를 먹어 치운다. 진실로 감사하는 마음에 집중할 때, 신경계는 자연스럽게 균형을 찾는다. 뇌를 포함한 몸의 모든 기관이 서로 협조하며 원활하게 움직인다. 또한 몸으로부터 발산되는 전자기파도 질서를 찾고, 안정된 심장박동에 동조하는 주파수로 변한다. 그리고 각 기관의 모든 세포활동이 활발해진다."

감사하는 마음이 신체 각 기관의 기능을 정상으로 회복시키고 면역기능을 강화해 치유를 촉진한다는 말이다. 균형이 깨진 감정이 몸의 질병을 부추기듯이, 감사의 마음은 질병을 밀어내고 다시 건강한 상태로 이끈다.

승자 할머니의 간에서 자라던 암. 간 크기의 반이나 되던 그 악성 종양은 더 이상 자라지 않았고, 그런 채로 3년의 세월이 흘렀다. 할머니는 여전히 자기원에 열심히 나오시고 암 진단을 받기 전보다 훨씬 건강하게 지내신다. 얼마 전부터는 등산을 시작하셨고 친구 분들과 함께 여행도 다니면서 즐겁게 지내고 계신다. 병을 달고도 행복하게 살아가는 법을 배우신 것이다.

나는 사람들의 살아가는 힘을 믿는다. 우리 몸에 수많은 암세포가 있다고 해도, 그것을 이겨낼 불굴의 에너지 또한 반드시 있다고 믿는다. 지금 살아 있는 이 순간에 감사하다는 승자 할머니는 앞으로도 오래도록 건강하게 살아가실 것이다.

08
용감한 탈북자의 마법 같은 치유력

아침부터 나는 한 환자가 오기를 기다리고 있었다. 전날 자기원에서 첫 진료를 마친 탈북 여성이 지난밤을 잘 보냈는지 궁금해서 기다리는 터였다. 북한에서 중국으로 탈출하는 과정에서 부상을 당했고 중국에서도 교통사고를 당했지만 치료를 받지도 못하고 숨어 지내다가 얼마 전에 한국으로 귀화한 삼십 대 초반의 여성이었다.

그녀는 탈북 한 이후부터 밤마다 악몽에 시달려서 제대로 잠을 잔 날이 없고, 사고 후유증으로 중증신경통을 앓고 있어서 심신이 모두 쇠약한 상황이었다. 자신을 가두었던 한 세계를 탈출한다는 것이 어찌 보통 일이랴. 어쩌면 살아 있는 것만으로도 용하다고 해야 할 것이다.

아이와 함께 탈북 한 그녀는 중국에 있는 지인에게 아이를 맡기고 혼자 한국으로 왔다. 빨리 돈을 모아 아이를 데려올 계획이었다. 그러나 심신에 든 병이 깊어서 돈벌이는커녕 제 한 몸도 추스를 수 없는 형편이었다.

북한에서 교사로 일했다는 그녀는 우연히 접한 언론보도를 통해 자기조절법을 알게 된 후, 자신의 병에 도움이 될 것이라고 여겼다. 평소 동양의학과 기에 대한 기본적인 이해가 있었던 터라 자기조절의 가능성을 바로 가늠할 수 있었다고 한다.

자기원을 찾은 그녀는 모진 세월과 역경을 겪은 탓인지 실제보다 나이가 더 들어 보였고 병든 기색 또한 역력했다. 하지만 눈빛은 또렷하게 살아 있었고, 확연한 북한 말씨로 증상을 또박또박 설명했다. 신장에 좋은 기인 정기가 약하고 심장에 나쁜 기인 사기가 강하다는 진단을 받은 그녀는 몸의 균형을 찾는 자기조절을 시작했다.

방송이나 신문을 통해 간간이 탈북자들의 소식을 듣지만 직접 탈북 동포를 만나기는 쉽지 않은 일이다. 그런 사실만으로도 그녀는 자기원 사람들의 시선을 끄는 존재였다.

겨울철인데도 난방비가 없어 냉방에서 잔다는 그녀에게 치료비가 있을 리 만무했다. 원장님은 그녀의 어려운 형편을 알아채시고 진료비 걱정은 하지 말라고 하셨다. 그녀는 첫 진료를 한 후, 다음 날 아침에 오겠다는 말을 남기고 돌아갔다. 그러나 다음 날 오후 늦게까지 오지 않았다.

"용기 있는 탈북 동포인데, 이 땅에서 잘 살도록 도와야지. 무슨 일이 있는지 전화를 해보고, 진료비는 걱정할 필요가 없다고 다시 한

번 말해봐."

　원장님께서도 마음이 쓰이시는지 먼저 연락을 해보라고 하셨다. 전화를 걸어보니 진료비가 없어 계속 치료를 받기 민망해 망설이던 중이라고 했다. 그런 걱정은 할 필요가 없다는 말을 전하자 그녀는 한걸음에 달려왔다.

　밝은 얼굴로 들어선 그녀는 북한을 탈출한 이후 지난밤 처음으로 악몽을 꾸지 않고 단잠을 잤다고 했다. 아닌 게 아니라 전날과 달리 그녀의 얼굴빛이 환해 보였다. 또한 통증도 덜해서 몸이 가볍다고 했다. 하루 만에 자신에게 찾아온 변화가 놀랍다고 흥분된 목소리로 말을 이었다. 흥분이 되는 것은 나 또한 마찬가지였다. 북한을 탈출하고 중국에서 숨어 지낸 3년 동안 단 하루도 편히 잘 수 없을 만큼 악몽에 시달리던 그녀가 자기조절을 한 번 받고 편안히 잠을 자다니!

　그녀는 몸 상태가 좋아져서 당장 일을 해도 될 것 같다고 말했다. 원장님은 병의 뿌리를 뽑기 위해서는 당분간 조절을 계속해야 하므로 가급적 자기원에 계속 다니라고 하셨다. 그리고 집에서 스스로 치료할 수 있도록 조절기를 빌려주셨다.

　우리는 그녀에게 조절기를 붙이는 위치와 방법에 대해 자세히 알려주었다. 자기원을 이용하는 모든 환자들은 집에서도 스스로 조절기를 붙여 치료하도록 교육을 받는다. 자기조절법을 배운 그녀는 밝은 얼굴로 감사인사를 몇 차례나 한 뒤에야 돌아갔다.

　우리는 엄청난 고통을 겪었을 그녀에게, 낯선 땅에서 혼자라고 느낄 그녀에게 치료 이상의 따듯한 도움을 주고 싶었다. 하지만 그녀는 자기원에 다시 오지 않았다. 궁금해서 전화해보니, 잠을 편안히 자고 통증이 덜한 것만으로도 살 것 같아 바로 일을 시작했다는 것이다. 빨리 돈을 벌어야 아이를 데려올 수 있기 때문에 돈을 버는 것이 시급한 상황이기는 했다.

그녀는 일을 늦게 마쳐서 자기원에 올 짬은 없지만 저녁마다 집에서 열심히 자기조절을 한다고 했다. 나중에 신세 진 것은 꼭 갚겠다는 말도 함께 전했다.

그녀가 단 한 번의 치료로 그렇게 좋아질 수 있었던 까닭은 무엇일까? 죽을 각오로 자신을 지배한 세계를 탈출한 그녀이기에 살아야 한다는 의지도 남다를 것이다. 목숨을 건 용감한 도전을 해본 적이 없는 대부분의 사람들과 비교한다면 분명 생에 대한 남다른 의지가 있을 것이다. 그녀의 그 강한 의지가 병을 쉽게 이겨내는 동력이 되었으리라. 빨리 나아서 아이와 함께 살아야 한다는 간절한 마음이 치유를 앞당기는 데 절대적인 역할을 했을 것이다.

병을 이겨내고 살아야 할 명분을 뚜렷하게 가진 사람은 대개 병을 빨리 치유한다. 반드시 건강해져서 그리던 사람을 만나야 하고, 사랑하는 가족을 챙겨야 하고, 절실히 바라던 것을 이뤄야 한다며 마음을 강하게 다잡는 이들은 무서운 병도 이겨내고야 만다. 환자의 의지는 어떤 경우에도 치유를 좌우하는 큰 힘이 된다.

우리는 용감한 그녀를 다시 볼 수 없어서 좀 서운했지만 일을 할 만큼 호전된 것을 다행으로 여겼다. 그녀는 불굴의 의지로 자신의 운명을 힘 있게 개척했듯이, 자신의 병도 꿋꿋하게 이겨낼 것이다. 겨레의 땅이지만 낯선 이곳에서 하루 빨리 완쾌해 아이와 함께 살 수 있기를, 목숨을 걸고 꿈꾸던 것을 이루게 되기를 바랄 뿐이다.

09

외로운 환우들의
마음의 사랑방

"어휴, 오늘은 목이 이렇게 아프네!"

성우 할머니가 자기원에 들어서며 하신 말씀이다. 할머니는 매일 어디가 편찮다고 하신다. 허리가 아프거나 다리가 아프거나 머리가 아프거나 이가 아프거나…….

신장 투석을 해야 할 만큼 신장 기능이 좋지 않은 상태에서 자기조절을 시작하신 성우 할머니는 어느 정도 기력을 회복하셨다. 처음에는 온몸이 심하게 부어 있고 한눈에 봐도 얼굴빛이 황색이고 거동이 불편하실 만큼 몸 상태가 안 좋으셨다.

그러던 분이 자기조절을 한 뒤에 조금씩 나아져서 여행도 다니시게 되었고, 서울에 사는 자식들 집에도 혼자 다녀오실 만큼 기력을 회복하셨다. 그런데도 늘 어디가 편찮다고 하신다. 할머니의 말에는 어느 정도 엄살도 있을 것이다.

자기원에는 엄살이 심한 환우들이 있는가 하면 유난히 과묵하고 고통을 잘 참는 환우들도 있다. 엄살쟁이 성우 할머니가 내 어머니의 단짝 친구이시다.

"엄마는 어떻게 성우 할머니와 친해졌어?"

"매일 죽는 소리를 하잖아. 그래서 좀 챙겨주다 보니까 친해졌지."

어머니는 마치 중병 환자들을 챙겨야 하는 사명감을 가진 것처럼 말씀하신다. 성우 할머니는 매일 아파서 죽겠다고 하시면서도, 김치를 담가 자식들 집에 두루 나누어주신다.

"몸살이 나서 또 쩔쩔매지 말고 힘든 일은 하지 말라니까!"

어머니가 안쓰러운 마음에서 성우 할머니에게 자주 하시는 말씀이다. 그러나 아무리 잔소리를 해도 말을 듣지 않는다고 하신다.

자식을 위해 자신의 몸을 돌보지 않는 이들. 자식들에게 전폭적인 사랑을 쏟고도 더 주지 못해 안타까워하는 이들. 그들이 바로 어머니이다. 그래서 신(神)이 인간에게 당신을 대신하여 절대적인 사랑을 주는 존재로 만드신 것이 어머니라고 하지 않던가.

나의 어머니를 비롯해 자기원의 어머니 환자들 대부분은 자신이 아픈 것보다, 자식을 챙겨주지 못하고 걱정을 끼치는 것을 더 마음 아파하신다. 살날이 얼마 남지 않은 중환자 할머니도 자식을 위해 아픈 몸을 이끌고 식사를 준비하신다. 힘겨운 투병 중에도 자식 걱정으로 더 속을 태우는 어머니도 많다. 자기원에서 보낸 시간은 내게 어머니, 나아가 부모님의 사랑의 깊이를 가늠하는 날들이기도 했다.

어머니 환우들의 또 다른 특징은 외로움과 두려움이 많다는 것이다. 그래서인지 웬만해서는 얘기를 멈추지 않는다. 조용한 남자 방과 달리, 여자 방은 시끌벅적할 때가 많다. 자신의 질병과 생활에 대해 쉼 없이 말을 쏟아낸다. 하기야 현대인은 병원균이나 바이러스보다, 외로움이나 절망으로 인해 병을 더 얻는 존재가 아니던가.

외로움을 덜어내고 마음을 나눌 친구가 있다면 분명 치료에 도움이 될 것이다. 심신의학자이자 스탠퍼드 의과대학교 교수인 데이비드 스피겔(David Spiegel)은 환자들의 심리적 교류가 질병 치료에 도움이 된다는 연구결과를 발표했다.

그는 유방암 환자를 두 집단으로 나누어, 한 집단은 일반적인 병원 치료만 하고, 다른 한 집단은 병원 치료에 덧붙여 매주 한 차례씩 만나 마음의 이야기를 나누도록 했다. 집안이나 가족 이야기, 질병에 대한 두려움 등 환자들의 다양한 감정을 솔직하게 나누도록 한 것이다. 5년간의 연구결과에 따르면 환자들이 서로 열린 대화를 한 집단이 평균 두 배 이상 오래 살았고, 암 재발률도 월등히 낮은 것으로 나타났다.

텍사스대학교 심리학 교수인 제임스 페니베이커(James Pennebaker)의 연구에서도 생각과 감정을 솔직하게 털어놓는 것이 면역력을 높여준다는 사실을 알 수 있다. 그의 연구결과에 따르면 자신의 속마음을 털어놓는 것만으로도 T임파구 같은 면역기능이 활성화되고 혈압, 심장 박동률, 뇌파 등에도 긍정적인 영향을 주는 것으로 나타났다.

누군가와 자신의 속마음을 진솔하게 나누면, 감정의 배설작용을 도와 치유력이 높아진다는 것이다.

자기원은 여자 환우들의 수다, 아니 감정의 배설작용으로 인해 종종 동네 사랑방이 되기도 한다. 그러나 원장님은 그녀들의 수다를 구태여 제지하시지 않는다. 뭐든지 자율적으로 맡겨야 한다고 여기시기 때문이다.

점심 무렵부터 여자 환우들이 있는 방이 시끌벅적했다. 무슨 말 뒤에 일제히 터뜨린 웃음소리가 대문까지 들려왔다. 조용히 쉬고 싶은 환자에게 피해가 되겠다 싶으면, 정숙하라는 말을 하기 위해 나서는 분은 언제나 자기원의 터줏대감인 성순영 선생님이시다. 어머니와 동갑이자, 자기원의 최고참 직원인 성 선생님이 여자 방으로 가셨다.

"오늘 왜 이렇게 시끄러운 거예요?"

그러나 그녀의 등장에도 여자 방 환우들의 웃음소리와 얘기가 멈추질 않았다. 우리는 짐작했다. 늘 그랬듯이 환우들이 뇌물로 건네는 음식을 함께 먹으면서, 그 환담에 동참하고 계시리라는 것을.

10

온갖 병에서 해방된
순화 씨

오늘도 순화 아주머니가 새로운 환자를 데리고 왔다. "걸어 다니는 종합병원"이라 불릴 만큼 온갖 기관의 이상으로 골골거리며 살아온 그녀가 자기조절로 전신의 건강을 되찾은 후, 가족은 물론 일가친척, 친구, 교회 신도들에게까지 열심히 자기조절법을 알리고 있다. 마치 건강전도사가 된 것처럼.

"오랫동안 병을 앓으면서 아픈 사람들의 고통을 헤아리게 되었어요. 그래서 내가 효과를 본 좋은 치료법과 건강법을 적극적으로 알리는 것이, 그들에게 도움을 주는 일이라고 여겨요."

순화 아주머니는 요긴한 건강정보를 전하는 것이 난치병 환자들을 돕는 일이라고 한다. 타인을 위하는 이타심이 강한 그녀다운 말이다.

그녀는 단순히 "뭐가 좋다"라고 말하지 않는다. 풍부한 건강상식을 바탕으로 논리정연하게 설명한다. 난치병으로 오래 고생하면서 자신의 건강을 되찾기 위해 적극적으로 공부를 했고, 그로 인해 해박한 건강지식을 갖게 된 것이다.

그녀에게 처음 건강의 적신호가 나타난 것은 10여 년 전이다. 뇌혈관종으로 두 차례에 걸쳐 뇌수술을 받았다. 그 후 자궁근종으로 자궁절제수술을 했고 하지정맥류가 나타나면서 다시 수술을 했으며 이어 맹장수술도 했다. 문제가 있는 기관을 제거하는 수술을 계속했지만 건강은 급속도로 악화되어 갔다.

만성 무기력증에 시달리고, 소변을 제대로 볼 수 없고, 음부의 가려움증이 참기 힘들 정도이고, 시력이 약화되어 노안이 진행되고, 숙면을 취할 수 없고, 비염을 달고 살았다. 또한 하지정맥류가 재발해서 걷기도 힘들고, 당뇨병이 발병하여 여러 합병증으로 고통을 받았다.

그녀는 비염을 치료하기 위해 이비인후과를 다니고, 한방병원에서도 정기적으로 치료를 받고, 재발한 하지정맥류의 고통을 줄이기 위해 마사지를 받고, 기력을 회복시킨다는 건강식품을 계속 먹으면서 별별 치료를 다했지만 증상은 악화되기만 했다.

어디 한 곳 성한 데가 없던 그녀가 자기원을 찾은 것은 1년 전이다. 그녀는 간과 심장에 나쁜 기인 사기가 강하다는 진단을 받았고, 몸의 균형을 찾는 자기조절을 시작했다. 제대로 걷지도 못하던 그녀가 자기조절을 받자 하루가 다르게 호전되었다. 그녀는 자기원 환우들 중에서 치료율이 빠른 편에 속한다. 자기치료를 시작하고 바로 숙면을 취할 수 있었고 소변도 시원하게 보게 되었다.

치료 2주째에 엄청난 양의 숙변을 배출한 후부터는 더 빠르게 회복되었다. 온몸에 기운이 났고, 비염이 사라지고, 손과 발이 따뜻해지면서 걷기가 편해졌다. 음부 가려움증과 시력 저하 증상도 정상으로 회복되었다. 1년쯤 치료를 받은 후에는 몰라볼 정도로 건강을 되찾았다. 무기력증으로 예전에는 엄두도 내지 못했던 운동과 여행을 즐길 수 있게 되었다.

오랜 투병생활 속에서도 결코 포기하지 않고 건강을 되찾기 위해 쉼 없이 공부하고 노력한 그녀는 마침내 병마의 고통에서 벗어났다. 자신의 건강을 지키는 당당한 주체이고자 한 그녀의 적극성이 건강을 회복하는 데 원동력이 되었으리라.

골골 환자에서 씩씩한 건강전도사로

"전신에 나타나는 병적 이상을 따로따로 치료하는 것이 아니라 한꺼번에 치유할 수 있다는 데 놀랐어요. 오장육부의 균형을 잡으면 전신의 건강을 도모할 수 있다는 것이 신기하기까지 했지요. 우리 몸이 모두 연결되어 있고, 세상 만물과도 연결되어 있다는 걸 알게 된 것이 제게는 큰 공부예요."

여러 병원을 전전하며 고생한 그녀는 전체의학인 자기조절법의 유용성에 깊이 매료되었다고 한다. 특히 원인 모를 아들의 여러 증상을 자기조절로 바로잡으면서, 우리 몸의 유기적 연관성을 더욱 절감했다고 한다.

그녀의 아들인 은표는 평소 잘 먹지 않고, 어깨를 움찔거리는 나쁜 버릇이 있고, 자세도 바르지 못해서 그녀의 속을 태웠다. 게다가 먹은 음식을 토할 때가 많고, 가끔 머리와 턱관절이 아프다는 말도 했다. 그녀는 아들이 공부하라는 잔소리를 듣기 싫어서 부리는 꾀병이라고 생각했다. 그래서 자세가 바르지 못하다고, 어깨를 움찔거린다고 나무라기만 했다.

그런데 은표의 그런 이상은 척추가 심하게 삐뚤어진 척추측만증으로 야기된 것이다. 척추가 휘어지다 보니 그 결과로 자세가 바르지 못했고, 온몸의 기혈순환이 제대로 되지 않았다. 그로 인해 두통, 소화장애, 무력증 등이 줄줄이 나타났던 것이다. 우리 몸은 머리끝부터 발끝까지 연결되어 있는데, 인체의 중심인 척추가 휘면서 온몸에 악영향을 미쳤다.

자기조절을 시작한 은표는 일종의 틱장애였던 어깨를 움찔거리는 버릇이 없어졌고, 서서히 척추가 바로잡히면서 바른 자세를 하게 되었다. 종종 보이던 구토 증상과 멀미도 사라졌다. 순화 아주머니는 자신의 건강은 물론 아들이 건강해진 것이 더없이 기쁘다고 한다.

자기치료를 시작하면서 자기조절법과 동양의학에 대해 공부를 시작한 그녀는 일가친척은 물론이고 주위 사람들에게 유용한 건강정보를 열심히 전하고 있다. 질병으로 고통받은 세월이 길었던 그녀이기에, 그녀의 설명에는 남다른 설득력이 있다.

"이 책 한번 읽어봐. 자기원에서 빌려 읽은 책인데, 지금은 절판되어 나오지 않는다고 해서 내가 복사해서 커버까지 입힌 책이야. 한의학 이론을 알기 쉽게 설명했고, 자연의 순리를 따르는 것이 왜 건강에 좋은지를 조목조목 설명했어."

그녀가 친하게 지내는 환우에게 복사한 책을 건네면서 요긴한 건강정보를 전한다. 중년의 나이에도 보다 건강한 삶을 위해 적극적으로 공부하는 그녀의 열성을 보면 미소가 절로 지어진다. 게다가 자신이 얻은 지식을 늘 타인과 공유하려는 그녀의 남다른 이타심에 감탄하지 않을 수 없다.

힘든 병을 꿋꿋하게 이겨내고 자신의 아픈 경험을 통해 이제는 건강전도사가 된 순화 아주머니. 좋은 건강정보를 주위 사람들에게 알리기에 분주한 그녀의 모습은 언제나 내 눈과 귀를 즐겁게 한다.

11
공황장애 지영 씨의 인생 반전

 토요일이나 공휴일이면 자기원은 밀려드는 환자들로 발 디딜 틈이 없다. 멀리서 찾아오는 다른 지방의 환자들을 배려하기 위해 대구 자기원은 매주 목요일과 일요일, 명절을 제외하고는 정상적으로 운영을 한다. 그 탓에 토요일과 국경일 같은 공휴일은 숨 돌릴 틈 없을 정도로 바쁘다.

 자기원에서 이런저런 일을 돕고 있던 나는, 환자가 몰릴 때는 초진 환자들의 접수를 맡았다. 원장님과 부원장님이 진료를 하시기 전, 환자가 불편해하는 현재 증상, 그간의 치료 내역, 정확한 생일 등을 적어 환자기록부를 만드는 것이다. 환자나 보호자가 직접 쓰기도 하지만 중병 환자나 어르신의 경우에는 하나씩 물어서 기록하게 된다.

 지영 씨가 처음 자기원을 찾은 날도, 아침부터 몰려드는 환자들로 정신이 없을 때였다. 긴 생머리를 찰랑거리는 젊고 아름다운 미인이 자기원으로 들어섰고, 나는 인사를 한 후 환자기록부를 작성하기 시작했다.

그녀는 증상란이 부족할 정도로 많은 이상을 갖고 있었다. 병원에서 공황장애 진단을 받은 그녀는 곧 죽을 것 같은 공포감이 계속되고, 숨을 쉴 수 없을 때가 많고, 온몸이 떨리고, 불면증이 계속되고, 허리와 둔부의 통증이 심하고, 하지무력증으로 걷기가 불편하고, 소변이 조절되지 않고, 비염과 안구건조증이 심했다. 굉장한 미인이고 한창 예쁠 나이인데도 그녀에게 생기라고는 전혀 찾아볼 수 없었고, 얼굴빛은 마냥 어둡기만 했다.

지영 씨에게 처음 공황장애 증상이 나타난 것은 7년 전이다. 버스를 타고 가는데, 갑자기 숨을 제대로 쉴 수 없고 곧 죽을 것 같은 공포감이 찾아왔다. 너무나 무서운 경험이어서 그 후부터는 차를 탈 수 없었고, 차츰 시도 때도 없이 죽음의 공포가 찾아왔다. 사회생활이 불가능한 상황까지 가서 그녀는 은둔자처럼 생활해야만 했다.

병원에서 강박증, 대인공포증, 밀폐공포증, 공황장애라는 진단을 연이어 받았다. 신경정신과를 다니며 5년간 치료를 받았지만 병세는 점점 심해졌고, 담당 의사로부터 치료가 힘들겠다는 말까지 들었다. 그 후 한방 치료도 했지만, 증상은 나아지지 않았다. 이렇게 죽는 것이 아닐까 하는 두려움 속에서 그녀는 대안의학으로 눈을 돌렸고, 자기조절을 알게 되었다.

지영 씨는 자기원에서 특히 신장의 정기가 약하다는 진단을 받았고 몸의 균형을 찾는 자기조절을 시작했다. 서너 달이 지나자 각종 증상들이 예전보다 덜하다는 것을 느낄 수 있었다. 빠르게 낫지는 않았지만 한두 달이 지나서 돌아보면 통증과 불안감이 줄고 정신적으로 강해졌다는 것을 알 수 있었다. 어두웠던 그녀의 얼굴은 조금씩 밝은 모습으로 변해갔다.

"육체와 정신은 별개가 아닙니다. 우리 몸의 생리작용과 병리작용은 모두 상호 유기적 관계를 맺고 있어요. 불균형을 이룬 오장육부의 기능을 바로잡아 균형을 되찾으면 육체의 이상이 회복되듯 정신의 이상도 바로잡을 수 있습니다."

공황장애나 우울증을 비롯해 정신적인 문제로 찾아오는 환자들에게 원장님이 하시는 말씀이다.

지영 씨는 조금씩 병세가 나아지는 것을 느끼면서 자기조절에 대해 공부하기 시작했다. 매주 월요일과 토요일에 자기원에 나갔던 나는 그때마다 그녀와 이야기를 나누었다. 자기조절법과 치유에 도움되는 생활요법에 대해 얘기하고, 좋은 책을 서로 권하기도 했다. 그러면서 그녀와 빠르게 친해졌고, 서로를 진심으로 걱정하고 격려하는 사이가 되었다.

다른 환우들도 마찬가지겠지만, 지영 씨의 경우에는 마음을 잘 다스리는 것이 중요하다고 여겼기에 나는 마음 치유와 관련된 책을 자주 권해주었다. 그녀에게 명상이나 단전호흡을 권한 것도 그녀의 치유에 도움이 될 것이라고 생각했기 때문이다.

그렇다고 내가 실질적인 경험을 통해 명상의 치유 효과에 대해 잘 알고 있었던 것은 아니다. 다만 명상 관련 책들을 읽으면서, 심신을 편안하게 만드는 좋은 이완법이라는 것을 이론적으로 아는 정도였다. 그 후 지연 씨는 본격적으로 명상을 시작했고, 명상을 배우는 스님을 통해 불교 공부도 하게 되었다.

자기 수양법으로 널리 알려진 명상은 오래된 심신수련법이자 의술이다. 현대에 들어 명상에 관한 과학적인 연구가 이루어지면서, 임상 효과에 대한 다양한 연구결과가 속속 나오고 있다.

연구에 따르면 명상은 심박 수와 혈압을 낮추고, 뇌의 알파 뇌파를 증가시켜 몸을 이완 상태로 만든다고 한다. 알파파는 정신적으로 안정되어 있을 때 나타나는 뇌파이다. 긍정적인 감정을 갖고 행복감을 느낄 때도 알파파는 큰 작용을 한다. 뿐만 아니라 명상은 각종 통증의 감소와 함께 악성종양 및 에이즈의 치료에도 도움을 준다고 한다.

명상을 하는 방법은 다양하다. 조용히 눈을 감고 앉아 자신의 호흡에 집중하거나 특정 대상에 의식을 집중하고 바라보는 등 여러 방식이 있다.

어떤 방법으로든 명상을 하면, 생각을 지우고 마음을 비워서 외부 자극에 민감하게 반응하던 마음을 차츰 다스릴 수 있게 된다. 고요하게 마음을 가라앉혀 내면의 평화를 얻음으로써 심리적 갈등을 벗을 수 있다. 결국 발병의 원인이 되는 심적 스트레스를 저하시키고 심신을 편안하게 만들어 치유 효과를 내는 것이다.

한동안 자기원의 일이 바빠서 지영 씨를 만나도 제대로 얘기를 할 짬이 없었다. 그렇게 두 달쯤 지나 대화를 나누게 되었는데, 나는 놀라지 않을 수 없었다.

그녀의 마음 상태가 아주 편안해졌다는 것을 바로 느낄 수 있었다. 명상에 대해서도 이미 초보 수준을 넘어서 있었고, 내게 실질적인 효과를 알려주기까지 했다.

그녀는 매일 생활의 일부로 명상을 하고 있었고, 이제 자신의 병에 연연하지 않을 만큼 마음의 평화를 찾았다. 오히려 내게 직접 명상을 해보라고, 불교도 공부해보라고 권할 정도가 되었다. 기쁨과 희망이 담긴 그녀의 아름다운 눈이 생기로 가득 차 있었다.

그 후, 그녀는 하루라도 빨리 완쾌해서 직장에 복귀하기 위해 몇 차례의 최면요법을 받았다. 심리요법 가운데 하나인 최면요법은 최면 상태를 유도해 자신의 내면을 들여다보는 것으로 무의식에 존재하는 문제를 찾아내는 치료법이다.

우리가 생각하고 기억하고 자각하는 것이 의식이라면, 무의식은 자각하지 못하는 세계이다. 비록 의식하지는 못하지만 무의식은 우리의 삶에 큰 영향을 미친다. 뇌 과학자들은 뇌 용량의 90~95퍼센트는 무의식이 차지하고 있다고 말한다.

어릴 적부터 경험을 통해 형성된 무의식은 내 삶에 대한 총체적인 기억이다. 지난날의 기쁨과 슬픔, 희망과 절망, 아픈 기억이 모두 무의식에 보관되어 있고 의식으로 연결되어 현재의 생각과 행동에 영향을 미친다. 무의식 속의 어떤 경험과 감정이 질병을 부추기는 원인이 되기도 한다.

최면요법은 무의식의 나를 찾아가는 과정이라고 할 수 있다. 자신의 무의식을 들여다보면서 질병에 영향을 미치는 문제를 찾고 이를 해결하는 것이다.

"무서운 병을 앓으면서 내가 왜 이런 병에 걸렸고, 지금까지 어떻게 살아왔는지 생각하게 되었어요. 화목하지 못했던 가정환경 속에서 어릴 적부터 불안감을 키웠고, 자라면서 몇 차례 겪었던 정신적인 충격이 공황장애로 나타난 것 같아요. 마음의 상처를 털어내고, 현재의 내 마음을 제대로 보아야 한다는 것을 알았어요. 내 마음을 들여다보면서, 그동안 얼마나 이기적으로 살았고 가족과 타인에게 마음의 문을 닫고 살았는지 알게 되었지요. 그런 삶의 태도를 바꾸려고 노력하고 있고, 요즘은 정말 사소한 것에도 감사하는 마음을 갖게 되었어요."

자신의 삶이 더 나아져야 한다는 강한 열망이 있다면, 질병의 치유는 물론이고 질병을 부추긴 부정적인 삶을 변화시킬 수 있다는 것이 그녀가 병을 통해 얻은 진리이다.

자기조절법과 심리요법을 병행하면서 심신을 치유하기 위해 노력한 그녀는 자기조절을 시작한 지 1여 년 만에, 직장에 복귀해 건강하게 사회생활을 하고 있다. 요즘도 가끔 가족이나 지인들의 건강 상담을 하기 위해 자기원에 온다.

마음의 병으로 세상 밖으로 밀려났던 지영 씨. 죽음의 문턱에서 살아나 다시 세상 속으로 씩씩하게 돌아온 그녀에게 진심으로 박수를 보낸다. 극한 절망 속에서 그 무엇과도 바꿀 수 없는 삶의 귀중한 진리를 얻어낸 어여쁜 그녀에게!

12

잘 낫는 환자,
잘 낫지 않는 환자

　같은 치료를 받아도 잘 낫는 사람이 있고, 그렇지 않은 사람이 있다. 구한서 원장님은 그 까닭을 병의 경중(輕重), 환자의 생활과 마음이 다르기 때문이라고 하신다. 오래된 병이거나 환자의 모든 장부의 기능이 정상이 아닐 경우, 병은 더디게 나을 수밖에 없다. 그리고 같은 치료를 받아도, 환자의 마음 상태와 일상생활이 치료에 큰 영향을 미친다.

　병은 삶의 결과물이다. 평소 잘못된 생활습관 속에서 조금씩 병의 싹이 자라서 결국 발병으로 이어지는 것이다. 따라서 무절제한 생활, 나쁜 식습관, 심신의 스트레스 등 병을 부르는 환자의 잘못된 생활을 바로잡지 않는 한 완전한 치유를 기대할 수 없다.

　과로로 감기가 떨어지지 않는다면 심신을 쉬게 하고, 운동 부족으로 순환기능이 저하되어 신경통이 있다면 몸을 적극적으로 움직이고, 정신적인 스트레스로 고혈압을 달고 산다면 마음을 평온하게 다스리는 근본적인 치유의 길을 찾아야 한다. 질병을 부추기는 잘못된 생활을 바꾸어야 병을 완전히 밀어낼 수 있다.

그럼에도 의사나 전문가에게 의지해 생활 관리를 뒷전으로 미루는 환자들이 많다. 잘못된 생활습관을 바꾸는 노력은 하지 않은 채 단지 전문가의 치료에만 기대어 쉽게 병을 이기려고 한다.

세상의 그 무엇도 쉽게 얻어지지 않는다. 소중한 것일수록 더욱 그럴 것이다. 자신의 생활 전반을 점검하여 병을 부르는 잘못된 생활습관을 바로잡기 위해 노력하는 환자가 당연히 빨리 낫는다.

잘 낫는 환자들의 또 다른 공통점은 바로 적극적인 의지와 긍정적인 마음이다. 자기원에는 스스로 건강을 지키는 주체가 되기 위해 노력하는 환우들이 많다. 낯선 대안의학인 자기조절에 마음을 열고 가능성을 찾는 것 자체가 이미 환자의 치유의지가 남다르다는 말이다. 그런 이들이기에 자신의 질병을 이해하기 위해 공부하고, 치료법과 관련된 정보를 얻기 위해 열성을 보이며, 원장님께 열심히 물으면서 적극적으로 치유의 길을 찾는다. 이미 '반(半) 도사'가 된 그들을 볼 때면 '그 적극적인 의지로 이루지 못할 일이 없겠구나' 하는 생각이 들 때가 많다. 결국 그런 이들이 병을 빠르게 이겨낸다.

환자의 긍정적인 마음 역시 질병 치유의 중요한 열쇠이다. '자신은 반드시 낫는다'고 믿는 환자는 대체로 빨리 병을 이긴다. 그 믿음에는 의료진과 치료법에 대한 믿음까지도 포함된다.

원장님이나 자기조절법의 임상정보를 미리 접한 후, 자신에게 도움이 될 것이라고 믿고 자기조절을 시작하는 환자들은 빠르게 낫는 경우가 많다. 거기에는 믿음의 힘도 작용할 것이다. 믿음의 치유력은 이미 의학적으로 증명된 이론이다.

프랑스의 약사인 에밀 쿠에는 팔던 약이 떨어지자 유효성분이 전혀 없는 가짜 약을 탁월한 약효가 있는 약이라고 팔았다. 그런데도 가짜 약을 먹은 사람들이 효과가 있다며 계속 찾는 것을 보면서 '플라시보 효과(placebo effect)', 즉 '위약(僞藥) 효과'라는 이론을 만들었다. 병에 아무런 효과가 없는 것이라고 해도, 반드시 낫는 특효약이라는 믿음을 심어주면 진짜로 낫는다는 '위약 효과'는 결국 긍정적인 마음의 힘이 얼마나 중요한지 잘 말해준다.

위약 효과를 말할 때 자주 소개되는 어느 환자의 일화가 있다. 이 이야기는 1957년 미국의 심리학자 브루노 클로퍼(Bruno Klopfer)가 '암의 정신적 측면'이라는 강연에서 친구인 의사 필립 웨스트 씨의 환자 라이트 씨에 대해 발표하면서 세상에 알려지게 되었다.

라이트 씨는 오렌지만 한 악성종양이 목과 가슴 등에 퍼져 있는 말기 임파종 환자로 죽음을 앞두고 있었다. 산소마스크와 진통제에 의지해 연명하던 그는 암 치료에 획기적인 '크레비오젠'이라는 신약이 개발되었다는 뉴스를 들은 후 그 약을 쓰게 해달라고 의사에게 간청했고, 신약을 주사한 뒤 열흘 만에 종양이 사라지는 기적을 얻었다.

그러나 그 후 크레비오젠의 효과가 의심된다는 뉴스보도가 나오자, 그의 상태는 다시 나빠지기 시작했고 2개월 후 완전히 원래 상태인 말기 암환자로 돌아가는 믿지 못할 일이 벌어졌다.

담당 의사는 그런 변화가 환자의 심리 상태에 의한 것이라고 판단하고, 다시 위약 효과를 내기 위해 환자에게 선의의 거짓말을 했다. 의사는 라이트 씨에게 "그 신약은 정말 탁월한 효과를 낸다. 약 보관 상태가 좋지 않아 성분의 변화가 있는 경우 효과가 없기는 하지만 원래 그 약은 엄청난 효과를 내는 특효약이 틀림없다. 안전성을 기하기 위해 이번에는 바로 출하된 신선한 약을 사용하겠다"는 말로 환자에게 강한 믿음을 심어준 후 약을 주사했다.

그러자 라이트 씨는 처음 효과를 봤을 때보다 더 극적으로 종양이 사라지는 기적을 다시 경험했다. 단지 물 주사를 놓았을 뿐인데, 그는 퇴원을 해서 2개월간 건강한 생활을 했다. 그러나 건강을 되찾은 그를 다시 수렁으로 밀어 넣는 보도가 나왔다.

"암 치료에 획기적인 효과를 내는 신약으로 주목받았던 크레비오젠이 많은 임상시험 결과, 효과가 전혀 없는 것으로 나타났고, 임상시험 후 사망한 환자도 있다"는 것이었다. 그 뉴스를 접한 며칠 후, 그는 다시 입원을 했고 이틀이 안 되어 사망했다고 한다. 희망이 그를 기적적으로 회복시키고 절망이 그를 빠르게 죽음으로 내몬 것이다. 위약 효과, 즉 마음의 힘을 잘 보여주는 사례일 것이다.

반드시 낫는다는 환자의 믿음

자기원에는 가족의 권유로 마지못해 자기조절을 해보려는 환자도 간혹 찾아온다. 그들은 난치병으로 별의별 치료를 다하면서 마음의 상처만 입고 결국 포기한 상태이기에 자기조절을 신뢰하지 않는 경우가 많다.

내가 처음 자기조절법에 대해 들었을 때 편견을 가졌던 것처럼, 비주류 의학이다 보니 색안경부터 끼고 보는 이들이 있다. 그런 이들은 빨리 낫지 않는 경우도 있다. 그래서 환자의 의지와 무관하게 억지로 자기조절을 해보려는 환자 가족들이 오면 원장님은 이렇게 말씀하신다.

"지금은 자기조절을 할 때가 아닌 것 같습니다. 모든 것이 때가 있고, 인연이 닿아야 합니다. 환자가 거부하는 마음을 거둘 때 다시 오든지 하십시오."

원장님의 그런 모습을 나는 처음에는 잘 이해하지 못했다. 억지로라도 치료를 시작하면, 도움이 될 텐데 하는 생각으로 아쉽기까지 했다. 그러나 마음의 중요성을 알게 되면서, 원장님의 깊은 뜻을 헤아리게 되었다.

나는 세상에서 가장 훌륭한 의사는 환자에게 믿음을 심어주는 의사라고 생각한다. 환자의 마음을 움직일 수 있는 의사라면 가히 타고난 명의일 것이다. 그것도 온갖 치료를 다 해도 낫지 않는 난치병 환자를 대상으로 강한 신뢰를 줄 수 있는 의사라면 분명 천부적인 능력을 가진 의사일 것이다.

　현대의학만 최고라고 믿는 의사들 중에는 대안의학은 비과학적이므로 신뢰할 수 없고, 효과가 있다면 단지 플라시보 효과일 뿐이라고 폄하하는 경우도 있다. 믿음은 환자가 신뢰해야겠다고 마음먹는다고 해서 생기는 것이 아니다. 환자가 보고 듣고 경험한 정보가 쌓여 자연스럽게 만들어지는 감정이다.

　현대의학이 절대적인 주류 의학의 위치에 있는데도 신뢰하지 않는 환자가 있다면, 그 불신 또한 환자의 경험 속에서 얻은 정보로 만들어진 것이다. 믿음을 가질 만큼 긍정적인 임상결과와 정보를 제공하지 못한 책임은 온전히 해당 의학과 담당 의사에게 있을 것이다.

　긍정적인 마음의 중요성을 알게 된 후로, 난치병 환자의 가족들이 내게 환자가 어떤 치료를 해보자고 하는데 괜찮은지 물을 때면 이렇게 답한다.

　"환자가 스스로 치유될 것이라고 믿는 치료법이라면 편견을 버리고 해보세요. 논리적으로 이해할 수 없는 방법이라고 해도, 환자의 마음을 움직일 수 있다면 마법 같은 효과를 내기도 하지요."

　환자의 강한 믿음이 불가사의한 힘을 내기도 한다는 것을 알기 때문이다. 미국의 최고 의사 가운데 한 사람으로 꼽히는 윌리엄 오슬러(william osler)는 존스홉킨스 의과대학교 학장으로 재임 당시에 이렇게 말했다.

　"지금까지 내가 환자들의 병을 치료할 수 있었던 것은, 본질적으로 내가 구사한 치료법 때문이 아니라 그 치료법의 효과에 대한 환자의 믿음과 안정적인 간호 덕분이었다."

환자의 마음에 '반드시 낫는다'는 믿음을 심을 수만 있다면, 이겨 내지 못할 병은 없을지도 모른다. 만약 세상 그 어디에서도 치료법을 찾을 수 없는 불치병 환자의 가족이 내게 어설픈 조언이라도 구한다면 이렇게 말할 것이다.

"의학적으로 해법이 없다면, 현재 환자가 받는 치료가 반드시 낫는 요법이라고 믿게 만드세요. 아니면 꼭 나을 것이라는 믿음을 심을 수 있는 방법을 찾으세요. 그것이 마인드 컨트롤이든 신앙생활이든 밀가루로 만든 가짜 약을 최첨단 특효약이라고 믿게 만드는 것이든……"

13

세상을 떠난
박 사장님

　작은 산의 끝자락에 위치한 대구 자기원은 사계절의 변화가 뚜렷하다. 마른 가지에 새순이 돋고 아카시아 향이 밀려들면 자기원은 봄을 맞는다. 온갖 꽃들이 내뿜는 달짝지근한 향기로 나비와 벌이 자욱하게 산을 뒤덮기도 한다.

　녹음이 푸르른 여름이 오면, 더위에 지치지 않고 힘차게 울어대는 매미 소리가 귓전을 떠나지 않는다. 투명한 하늘빛이 눈부신 가을이 되면, 뒷산 숲의 푸른 잎이 단풍으로 물들며 떨어져 날린다. 모든 무게를 버리고 나뭇잎은 자유로이 떨어지고, 곧 앙상한 마른 가지만 남은 채 추운 겨울을 맞는다.

　꽁꽁 언 세상에 눈이 내리면, 마른 나뭇가지마다 새하얀 눈꽃이 핀다. 죽은 것마냥 겨울을 견뎌낸 숲은 봄이 되면 생명력을 일깨우며 다시 생을 시작한다. 늘 겪는 일이지만 언제나 새로운 감동을 안겨주며 자연은 변하고 있다.

빈 몸으로 서서 추위를 견디고 있는 나무들을 하염없이 보고 있던 어느 날, 자기원으로 슬픈 소식이 날아들었다. 자기원 환우들의 맏형 같았던 박 사장님이 운명하셨다는 비보였다. 자기원은 난치성 중병 환자들이 많은 대안의학 병원이다 보니, 환우들의 죽음을 접하기도 한다. 환우들의 죽음은 자기원 전체를 침울하게 만든다. 얼마 전까지 함께 얼굴을 대하고 슬픔과 기쁨을 나누던 누군가가 저세상으로 갔다는 사실이 모든 환우들의 마음을 흔들어놓는다.

자기원에서 거의 살다시피 하셨던 박 사장님의 죽음은 더욱 파장이 컸다. 육십 대 초반이신 그가 처음 자기원을 찾은 것은 1년 전이다. 당시 말기 담도암으로 1개월을 넘기기 힘들다는 병원 선고를 받은 상태였다. 자기원에서 간과 심장의 정기가 약하다는 진단을 받은 사장님은 몸의 균형을 찾는 자기조절을 시작하셨다.

한 달간 남자 방에서 꼼짝 않고 누워만 있던 박 사장님은 차츰 기력을 회복하셨고 언젠가부터 다시 소생할 것이라는 희망을 내보이셨다. 병원에서 선고한 1개월을 넘기고도 사장님은 점점 더 기운을 차리시며 건강하게 자기원에 오셨다.

담도암에 걸리기 전까지 사업을 하신 박 사장님은 세계 여러 나라를 다니며 왕성하게 활동한 성공한 기업인이셨다. 근면하고 성실했으며, 특히 창의적인 아이디어가 샘솟는 분이셨다. 뭔가 불편한 것이 있으면 바로 그 자리에게 만들어내는 발명가이시기도 했다.

자기조절로 어느 정도 기운을 차린 사장님은 창의적인 열정으로 자기원 곳곳을 바꾸어나가셨다. 조절기를 붙일 반창고를 쉽게 자를 수 있는 도구를 만들고, 조절기를 붙이기 쉬운 높이의 의자도 만드셨다.

비 오는 날이면 복잡한 우산꽂이를 대신할 벽면 우산걸이도 태어났고, 진료실 벽면의 선반 위에는 공기정화 효과가 있는 참숯도 가득 등장했다. 그가 머릿속으로 설계한 유용한 물품들은 속속 태어났고, 자기원의 비품 가운데 부실한 것이 있으면 바로 뚝딱 고쳐지기도 했다.

대구 자기원의 직원들은 벽에 못 하나도 제대로 박지 못했고, 수리를 해야 할 일이 있으면 서울 자기원에서 남자 직원이 내려와야 하는 경우가 많았다. 그런 상황에서 뚝딱뚝딱 발명을 해내시는 박 사장님의 모습은 정말 감탄스럽기까지 했다. 무엇보다 그렇게 삶의 활기를 찾으시는 모습을 지켜보는 일이 너무 흐뭇했다.

박 사장님은 매일 아침 일찍 부인과 함께 도시락 가방을 들고 자기원에 오셔서 오후 늦게 귀가하셨다. 대학병원에서 담도암 치료를 받는 동안 궁금한 점을 제대로 물을 수도 없던 분위기가 답답하셨다는 사장님은 의문사항이 생기면 바로 원장님께 질문하고 다른 환자들에게도 자세하게 설명하며 환우들의 맏형 역할을 톡톡히 하셨다.

하루해를 거의 자기원에서 보내신 사장님이 얼마 전 산으로 요양을 다녀오겠다고 하셨다. 몸 상태가 다시 안 좋아지면서 환경을 바꾸어보려는 시도를 하신 것 같았다. 원장님은 자기원에서만 쓰는 큰 조절기를 빌려주시며, 어디를 가더라도 자기조절은 열심히 하라고 거듭 당부하셨다.

산으로 들어간 사장님은 얼마 지나지 않아 의식을 잃고 병원으로 실려갔고, 중환자실에서 얼마간 계시다가 결국 세상을 떠나셨다. 원장님과 자기원의 모든 식구들은 큰 슬픔에 잠겼다. 그의 빈자리가 너무 크게 느껴졌다.

박 사장님은 그렇게 자기원 식구들에게 유용한 많은 발명품을 남기고, 그보다 더한 정을 남기고 세상을 떠나셨다. 자기원 식구들은 다른 세상으로 가신 고인의 명복을 빌었다. 삶과 죽음에 대해, 유한한 삶에 대해 생각하면서.

사장님이 만들어 사용하신 긴 의자가 뒷마당에 덩그러니 놓여 있었다. 그 의자에 앉아 책을 보시던 모습이 떠올랐다. 주인을 잃고 쓸쓸히 놓인 그 빈 의자를 보면서 내 시야가 뿌옇게 흐려졌다.

14

죽음에 대처하는
현명한 자세

    자기원에서 많은 환자들과 함께하는 동안 나는 죽음에 대해 진지하게 생각하게 되었다. '죽을 존재'이면서도 마치 죽지 않을 존재처럼 살아왔던 내게, 환우들의 죽음은 인간의 유한성을 일깨우는 자극이 되었다.

    병원에서 몇 달을 넘기기 힘들다는 절망적인 진단을 받고 자기원에 오는 환자들도 많다. 한눈에 봐도 죽음의 문턱에 선 듯 보이는 이들도 있다. 생명력이 남아 있지 않아 소생할 가능성이 없어 보이는 환자의 경우, 원장님은 환자 가족들에게 진솔하게 알리신다. 자기조절로는 치료가 어려울 것 같다고, 그러나 삶과 죽음은 결국 환자의 마음에 달린 것이라고 말씀을 하신다.

    그런 환자 중에는 조금이라도 고통을 줄이기 위해 자기조절을 받겠다고 하는 이들도 있다. 삶의 끝자락에 선 그들의 마지막 모습을 지켜보는 일은 나에게도 고통인 것이 사실이다. 다른 환우들도 마찬가지일 것이다.

병원에서 말한 시한부 기일을 넘기고 살아 있다고 해도, 위중한 환자를 대하는 일은 언제나 어렵고 마음이 무겁다. 도움이 될 길은 없는지, 어떤 말로 위로를 해야 하는지, 나의 즐거운 웃음이 그들에게 상처가 되는 건 아닌지, 자연스럽게 대하는 것이 오히려 더 좋은지 늘 마음이 복잡하다.

언젠가 한번은 중증의 말기 암환자가 내 앞에서 물을 마시다가 엎지른 적이 있었다. 누구나 할 수 있는 실수인데도 그는 몇 번이나 미안하다는 말을 반복했다. 죽어가는 순간에도 예의를 차리는 모습이 너무 안타까워서 코끝이 찡했다. 며칠 후, 그는 세상을 떠났다. 전날까지 같이 얘기를 나누고 깍듯이 예의까지 차리던 환우가 그렇게 훌쩍 저세상으로 떠나고 나면 자기원 가족들은 깊은 슬픔에 빠진다.

부질없는 집착과 욕심을 내려놓고

죽음은 우리 모두가 언젠가 맞게 될 운명이다. 유한한 생명체인 인간이 태어나면서부터 갖는 분명한 한계가 바로 죽음이지 않던가. 그럼에도 우리는 인생 여정의 당연한 단계로서 죽음을 담담히 받아들이지 못한다.

나 역시 그랬다. 자기원 환우들의 죽음 앞에서 슬픔에 잠기고 마음의 상처를 받았다. 암환자인 어머니를 의식하면서 마음의 동요를 일으키지 않을 수 없었다. 그러나 그런 죽음에 대한 강한 부정과 거부감이 얼마나 어리석은 것인지를 차츰 깨달았다.

잡지사 기자로 일하던 시절, 나는 호스피스 병동으로 취재를 간 적이 있었다. 죽음을 구체적으로 바라보고 있는 말기 환자들이 처음 호스피스 병동으로 올 때는 대부분 죽음을 거부하고 세상을 원망하며 지낸다고 한다.

하지만 죽음이 우리 모두가 맞게 될 삶의 한 단계임을 일깨우는 호스피스 의료진과 봉사자들의 노력으로 인해 환자들은 분노를 풀고 편안하게 죽음을 받아들인 후 세상을 떠난다고 한다. 평온한 죽음이라는 것 자체를 당시에는 제대로 이해하지 못했다. 그러나 호스피스 병동 환자들의 편안한 모습을 보면서 마음을 바꾸어 가질 수 있는 평온한 경지가 분명 존재한다는 것을 엿볼 수 있었다.

자기원에서 환자들과 생활하는 동안, 나 역시 호스피스 병동의 환자들처럼 차츰 죽음을 자연의 순리로 받아들이는 노력이 필요하다는 것을 절감하게 되었다. 노력하기에 따라 삶의 마지막 순간이, 아니 삶 전체가 달라질 수 있다는 사실을 깨달은 것이다.

죽음은 생성과 소멸을 반복하는 우주와 생명의 자연스러운 질서이다. 해가 뜨면 지는 것같이 죽음도 자연의 순리라는 사실을 온전히 이해하고 두려움 없이 받아들이기 위해서는 시간이 더 필요할지 모른다.

존재의 유한성을 분명히 인식할 때, 우리는 삶에 보다 진실할 수 있다. 죽음에 대해 의식할 때, 부질없는 집착과 욕심을 놓을 수 있고 현재의 삶에 더 열중할 수 있다는 말이다.

  병든 사람이든, 건강한 사람이든 죽어야 할 운명을 가진 우리 모두는 한번 가면 오지 않는 오늘을 헛되이 보내지 말아야 할 것이다. 우리가 이미 예약해둔 세상과의 이별을 맞을 그날까지, 지금 이 순간을 힘껏 살아야 하리라.

15

만인에게
평등한 병원

멋진 외제차를 몰고 먼 곳에서 새로운 환자가 왔다. 큰 기업체를 운영하는 사장님으로 심각한 병이 있는 건 아니었다. 자기조절이 좋다는 소문을 듣고 건강관리 차원에서 찾아온 것이다.

자기원을 찾는 환자들은 명확하게 두 부류로 나뉜다. 주류 의학에서 포기한 난치병 환자와 그들이 낫는 것을 지켜본 친지들 가운데 가벼운 병이 있거나 건강관리 차원에서 오는 환자로 나눌 수 있다.

목숨이 경각에 달린 안타까운 중증 환자가 있는가 하면, 비교적 건강한 편인데도 건강에 대해 지나치게 신경을 쓰는 건강염려증 환자도 있는 곳이 바로 자기원이다. 후자에 속하는 부자 사장님은 먼저 자기원 건물을 둘러본 후, 실망하는 기색을 보였다.

"시설에 투자를 좀 하셔야겠습니다. 유명하신데, 돈은 잘 못 버십니까?"

그가 조심스럽게 말을 건넸다. 소위 말하는 일류 병원에서 선택 진료라는 특진을 받고 호텔 수준의 병실을 이용했을 그에게 50평 남짓한 작은 건물과 시설은 꽤 답답하게 여겨졌을 것이다. 자기원의 규모를 처음 대했을 때 실망했다는 말은 그동안 환자들로부터도 심심치 않게 들어온 터였다. 겉모습으로 그 사람과 치료의 수준을 판단하는 세상이기에 이상하다고 볼 수도 없을 것이다.

오늘날의 의료 환경은 어떠한가. 크고 화려한 시설을 자랑하는 병원에서 가난한 환자는 제대로 치료를 받을 수 없는 것이 우리 현실이다. 의료비 부담이 날로 커지면서, 오랜 투병생활로 인해 가산을 모두 날리는 경우도 있다. 갑부 소리까지 들었던 내가 아는 한 선배는, 부친의 병간호를 10년 이상 하느라 급기야 큰 빚까지 지고 말았다.

가속화되는 의료 상업주의는 의료 불평등을 심화시켰으며 가난한 환자들의 고통을 더해주었다. 경제논리로 움직이는 세상에서 병원도 예외일 수 없다는 것은 어찌 보면 당연한 일이다. 요즘 같은 세상에서 의료계에만 직업윤리를 기대하는 것도 억지이다.

그러나 가난해서 못 먹고 못 입고 못 배우는 차원이 아니라 변변한 치료도 못 받고 죽어야 하는 상황이라면, 이건 문제가 아닐 수 없다. 인간의 생명과 직결된 의료만큼은 만인에게 평등하기를 바란다면, 가난한 서민인 나의 지나친 욕심일까? 평등한 의료가 구현되는 세상이기를 간절히 바란다.

자기원의 좁은 시설을 답답하게 느낀 그 사장님은 바로 회원가입을 했다. 그런 다음 집에서 스스로 조절하는 법을 배웠고, 중병도 아닌데 먼 길을 자주 오기는 힘들 것 같다는 말을 남기고 돌아갔다. 그 후로는 자기원에 오지 않았다. 그래도 몇 년째 회비는 꼬박꼬박 송금하고 있다고 한다.

자기원에는 특실도 특별한 병상도 특별한 진료도 없다. 아픈 사람들 누구에게나 공평한 진료를 한다. 누구나 차례대로 진료 순서를 기다리고, 원장님에게 똑같이 진료를 받고, 같은 진료실에서 같은 크기의 침상에 누워 치료를 해야 한다.

환자가 많이 몰려서 자리가 없는 날에는 구석에 앉아 진료를 받기도 한다. 높은 지위와 큰 부(富)를 가진 환자라 해도 예외는 없다. 큰 회사 사장님과 구멍가게 아주머니, 사회 고위층과 시골의 농부가 같은 방에 누워 평등하게 진료를 받는 곳이 바로 자기원이다.

구한서 원장님은 아픈 사람은 누구나 차별 없이 진료를 받아야 한다고 여기신다. 환자들이 공평하게 치료를 받는 의료 환경을 만들고자 애써오셨고, 빈부귀천을 가리지 않고 인간 사랑을 실천해오셨다.

원장님은 앞으로 가난한 환우들이 더 쉽게 이용할 수 있는 자기원을 만들고 싶어 하신다. 그 꿈이 하루 빨리 온전히 이루어지기를 바랄 뿐이다. 경제력이 곧 치유력이 되기도 하는 세상을 향해 통쾌하게 펀치를 날리는 그 멋진 꿈이!

16

전신경화 경희 씨의
새로 얻은 삶

"야! 이게 얼마 만이야?"

어머니가 누군가를 향해 반갑게 인사를 하셨다. 부산에서 온 경희 아주머니였다.

1년 만에 다시 만난 그녀는 한때 자기원에서 주목받는 환우였다. 죽음을 앞둔 난치병 환자들이 많은 자기원에는 믿기지 않을 만큼 극적으로 살아나 환우들을 놀라게 하는 이들이 종종 있다. 경희 아주머니가 바로 그런 이들 가운데 한 사람이다.

그녀를 처음 만난 것은 어머니가 암 진단을 받고 자기원에 갔을 때였다. 당시 그녀는 자기원의 여자 환우들 가운데 거의 반장이나 다름없었다. 처음 자기치료를 시작하는 이들에게 자기원 생활에 필요한 정보도 주고, 특히 아픈 환자들을 챙기면서 쾌활하게 지내고 있었다.

환우들은 그녀를 잘 따랐는데, 그녀가 활동적인 성격인 탓도 있지지만 너무나 극적으로 치료가 된 난치병 환자이기 때문이기도 했다.

그녀는 온몸이 굳어가는 전신경화라는 희귀병을 8년간 앓으면서 죽음 직전까지 간 중증 환자였다. 처음에는 손이 붓고 굳으면서 주먹을 쥐기 불편한 정도였지만 차츰 증상이 온몸으로 퍼졌고 내장 기관까지 경화증이 확산되었다. 피부 전체가 나무껍질처럼 딱딱하게 굳고 위장이나 폐 등 주요 장부마저 굳으면 결국 사망하게 되는 무서운 병이다.

전신경화는 병원에서 원인이 제대로 밝혀지지 않은 희귀 질환이다. 그러다 보니 치료법이 없고, 단지 증상을 잠시 덜어주는 약을 먹으면서 버티는 수밖에 없었다. 온몸이 굳는 병이기에 먹어야 할 증상 완화제도 한두 가지가 아니었다. 혈압 약, 당뇨 약, 진해거담제, 소화제, 진통제, 항생제, 혈관확장제 등 하루에 스물한 개의 알약을 먹으면서 나날이 굳어가는 자신을 지켜봐야 했다.

몇 년간 한방치료도 했지만 도움이 되지 않았다. 그녀는 폐가 조금씩 굳으면서 숨을 쉬기 곤란한 지경까지 갔고 급기야 병원에서 죽음을 준비하라는 말까지 듣게 되었다. 그녀는 그런 절망적인 상황에서도 어딘가에 길이 있을 것이라며 희망을 놓지 않았다. 천성이 낙천적이라 자신이 그렇게 허망하게 죽지 않을 것이라고 여겼고, 현실을 비관하기보다는 어떻게 해서라도 치료법을 찾으려고 노력했다.

수소문 끝에 자기조절을 알게 되었고, 숨을 쉬기도 힘든 위중한 상태로 자기원을 찾아왔다. 그녀는 특히 간에 나쁜 기인 사기가 강하다는 진단을 받았고, 몸의 균형을 찾는 자기조절을 시작했다. 치료를 시작한 지 2주 만에 호흡곤란 증상은 사라졌고, 1개월이 지나자 일상생활에 크게 불편함이 없을 정도로 나아졌다. 한 주먹씩 먹던 약도 대부분 끊었고, 약 없이도 자신의 몸이 스스로 움직이며 살아나고 있다는 것을 느낄 정도가 되었다. 기적적인 소생이란 이럴 때 쓰는 말이리라.

어머니와 내가 그녀를 처음 만났을 때, 그녀는 6개월째 자기치료를 하고 있었다. 좀 왜소하고 피부가 까무잡잡하다는 것을 제외하면 달리 아파 보이지는 않았다. 전신경화가 손부터 시작되면서 손가락이 딱딱하게 굳고 짧아졌는데, 보통 사람들보다 짧고 딱딱한 손가락을 보고서야 심각한 병을 앓고 있다는 것을 알았다.

그녀는 자주 자신의 치유담을 환자들에게 들려주었다. 워낙 명랑하고 사교적이기 때문이기도 하지만 자신의 치유담이 다른 환자들에게 희망이 된다는 것을 알고 있었다. 난치병으로 절망하는 환우들에게 그녀는 어김없이 자신의 참담한 투병기와 기적적인 치유담을 들려주었다.

'뭐, 나보다 심한 병이야? 엄살떨지 마!' 하는 식이다.

그녀가 담담하게 들려주는 이야기를 들으면서 대부분의 환우들은 자신의 고통을 슬그머니 추슬렀다. 그리고 '내가 더 심한 병이 아닌 게 다행이네', '나도 반드시 낫겠지' 라며 기운을 차리곤 했다.

그녀는 한마디의 위로를 전하지 않고도, 그저 자신의 병과 투병 경험을 진솔하게 털어놓음으로 번번이 다른 환우들의 마음을 달래주었다. 그녀의 그 특별한 위로는 언제나 효과가 있었다. 적어도 당시에는 그녀보다 힘든 병력을 내놓을 수 있는 환자가 없었다.

부산에 사는 그녀는 먼 거리에도 불구하고 매일 자기치료를 받으러 왔다. 오십 대의 나이에 기차와 버스를 갈아타며 매일 먼 길을 오가려면 피곤할 법도 한데, 그녀는 언제나 에너지가 넘쳤다. 다시 살아난 생이기에 모든 것을 기쁘게 받아들였다.

"나처럼 죽다가 살아나 봐요. 세상이 달라 보여. 숨을 쉬고 살아 있다는 것 자체가 축복이지요. 만사가 웃을 일이라는 걸 예전에는 왜 몰랐을까요."

활기찬 경희 아주머니의 웃는 모습이 보기 좋다고 하자 그녀가 건넨 말이다. 다시 생을 얻은 그녀에게 어찌 세상이 달라 보이지 않으랴. 불치병을 이겨낸 대부분의 사람들은 그녀처럼 기쁨과 감사로 충만한 삶을 새롭게 열어간다.

정신의학자이자 호스피스 운동의 선구자인 엘리자베스 퀴블러 로스(Elisabeth Kubler-Ross)는 "삶은 불치병을 진단받는 순간에 끝나지 않는다. 바로 그때 진정한 삶이 시작된다"고 한다. 죽음의 실체를 인정하는 순간, 삶에서 소중한 것을 볼 수 있게 되고 비로소 자신의 삶을 살 수 있게 된다는 뜻이다. 혹독한 질병이 진정한 삶으로 다시 태어나게 해주는 좋은 스승이리라.

경희 아주머니는 자기원에서 1년 정도 치료를 받은 후, 일상생활에 지장이 없을 만큼 회복이 되어 자기원 환우들과 작별을 고했다. 난치병으로 오래 고생하면서 소홀했던 집안과 자녀들을 챙길 만큼 기력을 회복했기에 자기조절기를 빌려 집에서 스스로 치료를 하기로 한 것이다. 손가락이 모두 정상이 되고 완전히 치유가 될 때까지 집에서 열심히 치료를 하고, 자기원은 간간이 들르겠다는 말을 남기고 떠났다.

그렇게 헤어진 후 몇 번 전화를 주기는 했지만 거의 1년 만에 다시 자기원을 찾아온 것이다. 까맣던 얼굴이 좀 하얘지고 얼굴에 살도 올라서 예전보다 더 건강해졌다는 것을 한눈에 알 수 있었다. 집에서 열심히 자기조절을 했다는 그녀는 약골인 딸의 체질을 알아보고자 데려왔다고 했다.

어머니와 경희 아주머니 그리고 그녀를 아는 환우들이 둘러앉아 오래도록 이야기꽃을 피웠다. 그리고 다시 만나자는 약속을 한 후, 아쉬운 작별인사를 했다.

오랜만에 경희 아주머니를 보자, 자기원을 거쳐간 많은 환우들의 모습이 떠올랐다. 중증 공황장애를 이겨낸 멋쟁이 안강 아주머니는 잘 사실까? 잘 낫지 않아서 안타까움을 안겨준 뇌종양을 앓던 대학생은 어떻게 되었을까? 전라도에서 먼 길을 함께 오시던 교무님들은 잘 지내실까?

새삼 여러 얼굴들이 머리를 스쳤다.

만남이 있으면 헤어짐이 있는 것이 우리 삶이다. 경희 아주머니가 떠난 후, 나는 만남과 이별을 이어가는 삶과 인연의 소중함에 대해 돌아보았다.

내일은 새로운 환자가 자기원을 찾을 것이고 또 새로운 인연이 시작될 것이다.

17
정월대보름 윷놀이

질병을 견뎌야 하는 환자들에게 시간은 더디게 간다. 원래 시간이란 상대적이지 않은가. 기쁘고 행복한 시간은 쏜살같이 지나가고 절망적이고 고통스러운 시간은 좀처럼 가지 않게 마련이다.

그러나 지루하게 느껴지는 세월 속에서도 어김없이 시간은 갔고 해는 바뀌었다. 온 세상이 그렇듯이 자기원 환우들도 다시 희망을 끌어내 한 해를 설계하고 새롭게 치유의지를 키웠다.

다시 일으켜 세운 희망으로 평소보다 밝아 보이는 환우들이 새해 정월대보름을 맞아 윷판을 벌이기로 했다. 한 해의 안녕을 기리며 한바탕 놀이판을 연 정월대보름 풍습처럼, 환우들도 소망을 기원하며 함께 어울려 즐거운 한때를 보내자는 생각이었다.

나는 윷놀이가 열릴 지하 휴게실을 청소하기 위해 아침부터 바삐 움직였다. 바닥에 깔린 카펫을 걷어 탈탈 털고 테이블과 소파도 구석

구석 닦았다. 묵은 먼지를 닦아내자 마음마저 개운해지는 듯했다.

윷놀이를 하기 전에 환우들이 모여 함께 점심을 먹기로 했다. 원장님의 2층 집이 식사공간으로 제공되었다. 2층 주방에서는 성순영 선생님과 몇 분의 아주머니 그리고 어머니가 식사준비를 맡아 아침부터 분주히 움직이셨다. 요리사 출신인 어머니가 모처럼 실력을 발휘하시겠다며 나선 것이다. 무, 도라지, 고사리, 콩나물, 시금치 등 여러 채소를 다듬고, 씻고, 썰어서 나물 반찬을 만들었다. 곁들여 먹을 된장국도 끓였다.

"내가 예전에 요리사였다고 나만 바라보고 있어서 부담스럽네. 사람들의 입맛에 맞아야 할 텐데……."

어머니는 신경이 많이 쓰이는 눈치셨다. 식사준비가 끝난 후, 자기원 환우들은 팀을 나누어 2층에서 함께 밥을 먹었다. 소박한 나물로 만든 비빔밥이 뭐 그리 맛이 있으랴마는 사람들은 꿀맛이라며 한 그릇을 뚝딱 비웠다. 음식이 맛있다는 환우들의 칭찬에 식사를 준비한 어머니와 아주머니들의 얼굴에 웃음꽃이 피었다.

식사를 마친 후 지하 휴게실에서 본격적인 윷놀이가 벌어졌다. 두 편으로 나뉘어 진행되었고, 윷은 쉴 새 없이 허공으로 던져졌다. 사람들의 웃음소리도 끊이질 않았다. 그때만큼은 모두들 자신의 고통을 잊은 듯했다. 아닌 게 아니라 즐겁고 기쁠 때 대부분의 환자는 질병의 고통을 잠시라도 잊는다.

하루 종일 피부에서 손을 떼지 않고 긁던 아토피 꼬마도 새로운 게

임기를 보여주면 거기에 정신이 팔려서 얼마간 긁지 않는다. 아파서 얼굴 한번 펴지 않고 지내던 말기 암환자도 한 아이가 낭랑하게 노래를 부르면 통증을 잊고 박수를 친다. 기운이 없어 잘 걷지도 못하겠다는 한 할아버지 환자는 손자가 자기원에 오자 어디서 기운이 나시는지 손자를 번쩍 들어 안아주신다.

그 기쁨의 시간을 늘릴 수만 있다면 분명 치유를 앞당길 수 있을 것이다. 캘리포니아 주 로마 린다 의과대학교의 리 버크(Lee Berk) 교수는 "마음이 기쁘면 면역력이 높아지고 스트레스 호르몬이 감소해 치유작용이 강화된다"고 한다. 삶의 기쁨이 곧 건강을 낳는 원동력인 셈이다.

윷놀이에서 이긴 팀에게는 상품으로 치약이 돌아갔다. 물론 진 팀에게도 돌아갔다. 새롭게 시작된 한 해가 오늘처럼 내내 웃을 일만 가득하기를 바라며, 자기원 환우들의 정월대보름 놀이판은 그렇게 지나갔다.

4장

완전한
치유의 기술

01 _ 어머니의 아토피 투병기

02 _ 희망을 처방하는 병원

03 _ 완전한 치유의 기술

04 _ 자연의 무한한 치유력

05   최고의 의사, 최고의 치료

06 _ 똑똑한 환자의 투병 지혜

07 _ 어머니의 초기 중풍 극복기

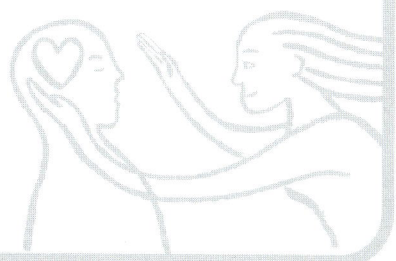

▶ 자신의 병에 대해 충분히 공부하고 발병 원인을 바로잡는 생활요법을 실천하는 것은
완치를 위한 필수 과제이다. 의식주는 물론이고 환경과 마음을 두루 살펴
건강한 생활 관리를 할 때 질병의 굴레를 완전히 벗어날 수 있다.

01

어머니의 아토피 투병기

　어머니는 암 진단을 받기 몇 해 전에 중증 아토피를 앓으셨다. 평생 건강하게 살아오신 어머니께 처음으로 이상 증세가 나타난 것은 2001년도의 일이다. 목에 작은 발진이 나면서 가렵다고 하셨다. 계속 긁고 있는 어머니를 보면서 서둘러 병원에 가서 치료를 받으시라고 했다. 그 작은 발진이 내 삶을 온통 흔들어놓을 것이라고는 전혀 예감하지 못한 채.

　당시 여행 작가로 일하던 나는 전국 곳곳을 다니며 취재를 하고 글을 쓰느라 분주한 나날을 보냈고, 출장이 잦아 어머니의 가려움증이 심해지고 있는 것을 알아차리지 못했다. 몇 개월이 지난 뒤에야 온몸으로 퍼진 그 가려움증이 심각한 상황이라는 것을 비로소 알게 되었다.

　실력이 없는 병원에서 치료한 탓으로 여겼던 나는 어머니를 모시고 더 큰 병원으로 갔고, 결국 대학병원까지 가면서 치료를 받았지만 증상은 더욱 심해지기만 했다. 어머니는 참을 수 없는 가려움증으로 밤잠도 제대로 주무시지 못했다.

온몸이 긁은 상처와 딱지로 뒤덮였고, 정상적인 생활이 불가능한 상황까지 갔다. 온 국민이 2002년도의 월드컵 축제로 들떠 있을 때, 나와 어머니는 난치병에 휘둘려 눈물을 쏟아냈다. 아마 그때가 내 평생 가장 많이 운 시기일 것이다.

당시에도 자기조절법을 생각하지 않은 것은 아니다. 하지만 어머니는 피부 전체가 만신창이가 되어 옷도 제대로 입으실 수 없는 상태였다. 상처 난 피부에 뭔가가 닿는 것을 싫어하셨기 때문에 나는 막연히 반창고를 이용해 조절기를 붙이면 못 견디실 것이라고 여겼다.

어머니의 병원 치료는 2년간 계속되었다. 증상은 계속 심해졌지만, 언젠가는 나을 것이라고 믿으며 열심히 병원에 다녔고 처방해준 약을 먹었다. 병원에서 주는 약을 먹으면 금방 가려움증이 가라앉는데, 약을 먹지 않으면 순식간에 심해지는 어머니를 보면서, '뭔가 잘못된 치료가 아닐까?' 하는 의구심을 품게 되었다.

결국 나는 하던 일을 모두 접고 그 고약한 가려움증에 대해 공부하기 시작했다. 책과 인터넷을 통해 자료를 찾아 공부하면서, 병원에서 '만성 습진'이라고 말한 어머니의 병이 '아토피'라고 불리는 난치병임을 알게 되었다. 현대의학으로 치료법이 없다는 것도. 나를 더욱 당황하게 만든 것은, 병원에서 처방하는 약이 병을 더욱 키우고 있다는 사실이었다.

　오늘날 국민 병으로 확산된 아토피는 치료약이 없다. 병원에서 일반적으로 쓰는 아토피 약은 병을 근본적으로 치료해주는 약이 아니라 가려움이나 염증을 잠시 억눌러주는 증상 완화제이다. 완치가 가능한 약이 아니라 증상만 잠시 완화시키는 약이기 때문에 계속 쓸 수밖에 없다. 문제는 증상 완화제를 오랫동안 쓸 경우 심각한 부작용이 따른다는 것이다.

　병원에서 주는 아토피 약을 2년간 복용하신 어머니는 몸이 붓고 면역력이 약해지는 등의 부작용을 겪고 계셨다. 많은 아토피 환자들이 그렇듯이, 우리는 부작용의 위험성이 있는 증상 완화제를 치료약이라고 잘못 알고 있었고, 약물 남용으로 부작용을 겪으면서도 모르고 있었다.

　이런 뼈아픈 경험을 하면서 나는 절대적으로 믿었던 현대의학의 한계를 보게 되었다. 어떤 의학도 결코 완전하지 않으며 잘못된 치료로 오히려 병을 키우는 이들이 적지 않다는 사실을 알게 된 것이다.

　오늘날 국민 병이 된 아토피는 문명이 낳은 대표적인 환경 병으로, 병을 부추기는 생활을 바꿔야 나을 수 있는 생활습관 병이다. '의학'이 아니라 건강한 '생활'을 통해서만 완치할 수 있다는 사실을 비로소 깨닫게 되었다.

아토피를 이기는 자연주의 생활

어머니에게 아토피 증상이 생기기 얼마 전, 우리는 한옥에서 연립주택인 빌라로 집을 옮겼다. 마당이 넓고 바람이 잘 통해 여름에 시원하던 한옥 집을 떠나 빌라로 이사를 간 것은, 난방비를 줄이고 겨울을 따뜻하게 지내고 싶었기 때문이다. 희망한 대로 우리는 따뜻하게 겨울을 보낼 수 있었다.

그러나 잘 밀폐된 새 콘크리트 집은 엄청난 공해물질을 내뿜었다. 문을 닫고 지내는 겨울철에는 유해물질을 가두는 온상이나 다름없었다. 노인이신 어머니의 건강을 위협하는 환경이었다. 거기에 오염된 식품과 잘못된 식습관 등 의식주 전반에서 병을 부추기는 나쁜 생활 습관이 아토피의 불씨를 더욱 부채질했던 것 같다.

아토피는 면역기능의 이상으로 나타나는 병이다. 보통 사람은 문제가 되지 않는 물질에 대해 자신의 면역계가 과민하게 대응해서 알레르기 반응을 일으키는 것이다. 아직 정확한 발병 원인이 모두 밝혀지지 않았지만, 환경공해가 심해지면서 문제가 된 병이므로 오늘날 만연한 공해물질이 아토피를 부추기는 요인으로 지목되고 있다. 자신에게 아토피를 일으키는 물질을 차단하면서, 의식주 전반에서 유해물질을 밀어내는 노력을 하는 것이 아토피를 치유하는 길인 셈이다.

환경과 생활의 중요성을 깨닫고 아토피 약의 부작용 폐해도 알게 되면서, 어머니는 완전히 생활을 바꾸셨다. 아토피 약을 끊고, 의식주 전반에서 유해물질을 밀어내고 자연주의 생활요법을 하나씩 실천하셨다.

이미 중독이 된 아토피 약을 끊는 과정은 고통스러웠다. 약을 끊자 아토피는 순식간에 악화되었고, 밤이면 너무 힘들어서 다시 약을 찾기도 하셨다. 그 순간을 잘 넘기고 참아야 한다는 것을 어머니 스스로도 잘 알고 계셨지만, 의지를 꺾게 할 만큼 아토피의 고통은 살인적이었다. 다행히 어머니는 잘 견디셨고, 생활요법만으로도 조금씩 치유된다는 것을 느낄 정도가 되었다.

어머니의 아토피 치료는 한마디로 오염된 의식주를 바꾸는 과정이었다. 우선 밥상에서 농약이나 항생제를 이용해 생산한 농축수산물, 수입식품, 유전자조작식품, 각종 유해첨가물이 들어간 가공식품을 없애고, 우리 땅에서 난 제철 자연식품을 먹었다.

가급적 유기농 식품으로 식단을 짜고, 고단백 고지방 식품보다는 채소와 통 곡식을 즐겨 먹었다. 또 기름지거나 차거나 자극적인 음식은 피하고, 담백한 음식을 주로 먹었다. 소식을 하고 천천히 먹는 습관도 들였다.

조리기구나 식기를 쓸 때는, 몸에 해로운 환경호르몬이 나오는 플라스틱 그릇이나 코팅 냄비 대신 스테인리스 식기나 천연 유리 및 옹기 제품을 이용했다.

또한 집 안에 가득한 유해 합성 화학물질을 내보내기 위해 환기를 철저히 하고, 공기정화 효과가 있는 잎이 많은 식물을 들여놓았다.

한겨울을 제외하고는 늘 창문을 열어놓고 지냈다.

합성 화학물질을 원료로 한 제품, 즉 합성 방향제, 탈취제, 모기약, 바퀴벌레 약, 플라스틱 제품, 일회용품 등은 가급적 사용하지 않았고, 꼭 써야 할 때는 환경 친화적인 제품으로 이용했다. 현대식 생산 공법으로 만든 생활용품, 가구, 건축자재, 의류 등은 모두 생산 초기에 유해 화학물질을 많이 발산하기 때문에 새 물건을 사기보다는 재활용품을 주로 썼다.

의생활에서도 합성섬유 옷과 합성세제를 밀어내고 천연섬유 옷과 세탁비누를 사용했다. 모기약을 쓰는 대신 모기장을 치고, 합성 방향제를 뿌리는 대신 모과나 탱자를 놓고, 합성 샴푸나 린스 대신 비누와 식초로 머리를 감았다. 가려움이 심할 때는 진정 효과가 있는 탱자와 창이자를 달인 물을 넣어 매일 목욕을 했다.

또한 면역력을 키우기 위해 매일 운동을 하고 가까운 산을 찾아 삼림욕을 했다. 한마디로 편리하고 익숙한 것으로부터 단절을 선언하고 자연주의 생활로 바꾸어갔다. 그렇게 1년이 지나자 어머니는 끈질긴 아토피의 굴레에서 벗어날 수 있었다.

02

희망을 처방하는 병원

　아토피가 병원에서 해결할 수 없는 병이고, 환자가 병을 부추기는 생활습관을 고쳐야 치유된다는 사실을 안 뒤에도 한 병원을 찾아갔다. 경남 진주에 있는 진주알레르기클리닉이라는 작은 의원이다.

　그곳을 가보기로 결심한 것은, 그 병원의 서정서 원장님이 쓰신 《알레르기 최신 치료 일지》라는 책을 읽은 후였다. 사실 그 책은 좀 촌스러웠고 일반인이 읽기에는 내용도 어려워서 선뜻 손이 가지는 않았다.

　그런데 오늘날 아토피 치료에 쓰이는 스테로이드 약물의 위험성이 책에 나와 있었다. 서정서 원장님의 약물 오남용에 대한 비판은 내게 진솔하게 다가왔다. 그는 양·한방 치료를 접목하고 식이요법, 자연요법, 목욕요법 등을 병행해서 아토피를 치료하고 있었다. 그런 시도가 내게는 새롭게 와 닿았다.

당시에는 아토피 관련 서적이 지금처럼 많지 않았다. 출간된 책도 대개는 외국 번역서였다. 그런데 국내 의사 선생님이 자신이 전공한 의학의 한계를 솔직하게 말하고 새로운 가능성을 찾아 연구를 하고 있다는 것이 남달라 보였다.

나는 진주알레르기클리닉에 진료 예약을 한 후, 어머니를 모시고 진주로 갔다. 오십 대의 소아과 전문의이신 서정서 원장님은, 젊은 시절 알레르기로 고생을 한 개인적인 경험을 계기로 아토피에 대한 연구를 계속해오셨다. 서 원장님은 양방과 한방은 물론 자연요법과 민간요법 등 아토피 치료에 도움이 되는 지식을 얻기 위해 전국을 다녔고, 일본으로 가서 대안의학도 공부하셨다. 그런 열정이 알려지면서 전국에서 아토피 환자들이 계속 찾아오고 있었다.

서 원장님은 멀리서 찾아간 우리를 친절히 맞아주셨고, 아토피에 대해 하나씩 설명해주셨다. 종이에 그림도 그리고 메모를 하면서 장시간 설명하셨고, 내 질문에도 성실하게 답해주셨다. 그리고 설명을 마치면서 이렇게 덧붙이셨다.

"아토피는 아직 어느 누구도 확실한 원인과 완전한 치료법을 말할 수 없는 병입니다. 저도 마찬가지이지요. 단지 제가 공부한 선에서 도움을 드릴 수 있을 뿐입니다. 하지만 분명히 나을 수는 있어요. 낫는 사람들이 많이 있습니다. 환자의 의지와 노력에 달려 있습니다."

서정서 원장님의 솔직한 모습은 내게 감동을 주었다. 그리고 "반드시 나을 수 있다"는 말은 얼마나 위안이 되었는지 모른다.

아토피의 생활치료를 시작했을 그 무렵 우리는 치료의 방향을 잡기는 했지만 갈 길이 막막했었다. 어쩌면 의지할 만한 전문가가 없다는 것이 더 힘들었는지도 모른다. 그런 상황에서 한 의사 선생님의 진솔한 조언과 격려는 더없는 큰 힘이 되었다.

서정서 원장님의 그날 처방은 간단했다. 우선 한 끼 식사를 죽 한 공기, 청국장, 물김치로 며칠간 하라는 식생활 처방이었다. 그리고 체내 정화를 촉진한다는 자연수를 주셨다.

집으로 돌아온 어머니는 당장 소식(小食)을 실천하셨고, 그 결과는 기대 이상이었다. 단지 며칠간 먹는 양을 줄였을 뿐인데, 증상은 눈에 띄게 호전되었다. 그 후 나는 소식과 단식 그리고 식이요법 전반에 대해 공부했다. 소화기능의 부담을 덜어주고 체내 노폐물을 적게 만들어 면역력을 높여주는 소식이 더없이 좋은 건강법이라는 사실을 알게 되었다.

현대인의 질병이 대개 음식물 과잉에서 비롯되고 체내 정체된 노폐물이 정상적인 생리기능을 방해해 온갖 병을 부추긴다는 사실을 고려할 때, 소식은 효율적인 치유법인 셈이다. 소식을 실천한 어머니는 며칠 만에 몰라보게 나아지셨고, 완치할 수 있다는 강한 희망을 갖게 되셨다.

진주 병원을 다녀온 지 이틀째 되는 날, 서정서 원장님으로부터 전화가 왔다. 증상이 어떤지 궁금해서 연락을 하셨다는 것이다. 나는 많이 좋아진 상황을 설명하고, 감사인사도 드렸다.

"아, 그래요. 정말 다행입니다."

서 원장님은 큰 소리로 기뻐하셨다. 환자에게 먼저 전화를 해서 병세가 어떤지를 물어보시는 원장님이 너무나 고마웠다. 그 후 우리는 두 차례 진주 병원을 더 다녀왔고, 확 줄였던 식사량을 조금씩 늘리는 단계별 식이요법 가이드를 받으면서 빠르게 호전되었다.

아토피를 이기는 식생활

단계별 식이요법은 아토피 환자라면 누구나 집에서 실천할 수 있는 방법이다. 단식이나 최소한의 음식 공급을 통해 우선 어느 정도 몸을 정화한 후, 한 가지 식품의 양을 조금씩 늘리는 방법이다.

이를테면 죽과 청국장으로 며칠간 식사를 했다면, 그 다음부터는 감자를 조금 며칠간 먹어보고 이상이 없으면 감자 양을 더 늘리고, 그 후 며칠간 콩도 조금 먹어보고 이상이 없으면 콩 먹는 양을 늘리는 식이다. 단계적으로 한 가지 식품을 조금씩 양을 늘려 이상이 없는지 관찰한 후, 자신에게 안전한 식품을 찾아 식단을 구성하면 된다.

처음 새로운 식품을 먹을 때는 조금씩 먹고 반응을 살펴야 한다. 이를테면 콩 먹기를 시도할 때라면 한 주먹씩 먹는 것이 아니라 몇 알씩 먹어보고 별다른 이상이 없으면 서서히 먹는 양을 늘리면 된다.

만약 어느 식품을 먹었더니 아토피 증상이 심해졌다면 우선 그 식품은 식단에서 제외하고 나중에 다시 소량씩 먹기를 시도하면 된다. 물론 인스턴트식품이나 유전자조작식품 등 건강에 해로운 식품은 아예 피해야 한다.

아토피를 부추기는 원인은 사람마다 다르다. 음식물을 비롯해 의식주 전반과 마음 상태가 두루 아토피에 영향을 미치며, 환자마다 자신에게 가장 문제가 되는 발병 요인이 있다.

그럼에도 아토피가 개별성이 강한 병이라는 것을 제대로 인식하지 못한 이들이 많고, 무턱대고 우유나 달걀, 육류, 콩을 피하는 이들도 있다. 고단백 식품이 아토피를 부추긴다는 것이 알려진 후로 많은 아토피 환자들이 무조건 고단백 식품을 피하고 있다. 나 역시 처음에는 그랬다.

그러나 어떤 경우에도 필수 영양소가 부족하면 병의 근본적인 치유를 기대할 수 없다. 아토피 환자들의 교란된 면역 시스템을 정상으로 만들 면역계 구성물질 또한 단백질이다. 따라서 콩에 예민한 어느 아토피 환자를 보고, 무턱대고 자신도 콩을 피하는 것은 잘못된 치유법이다.

이것저것 무턱대고 식품을 피하다가 영양 결핍이 된 아토피 환자들을 많이 보았다. 특히 영양 공급이 중요한 성장기의 아이들이 음식물을 제대로 먹지 못해 더욱 문제를 키우는 것을 볼 때면 안타깝기만 하다.

아토피는 개별성이 강하다는 것을 인식하고 단계별 식이요법을 하면서 자신에게 문제가 되는 식품을 올바로 알아내고 바른 식생활을 실천해야 할 것이다. 자신이 민감하게 반응하는 식품을 알아냈다면 피해야 한다. 그러나 이런 올바른 정보 없이 무턱대고 편식을 하지는 말아야 할 것이다.

긍정적 의료의 막강한 힘

진주알레르기클리닉의 서정서 원장님을 만난 것은 우리에게 행운이었다. 그를 통해 의료계에 대한 불신을 거둘 수 있었다. 사실 나는 병원에서 어머니의 아토피 치료를 받을 때 적잖게 마음의 상처를 받았다. 동네 병원에서 시작해 대학병원까지 가면서 2년 동안 먹은 약이 치료약이 아니라 증상만 잠시 억제하는 약이라는 것을 알았을 때, 그 약으로 인해 부작용을 겪고 있다는 것을 뒤늦게 알았을 때 내가 느낀 절망감은 이루 말할 수가 없다. 그 어떤 설명도 없었던 병원 측을 얼마나 원망했는지 모른다.

그 마음의 상처로 한동안 병원을 부정하기도 했다. 그러나 아토피 치료의 현실을 바르게 말해준 서 원장님을 만나면서 의료계에 대한 불신을 거둘 수 있었다. 내 경험의 일부로 전 의료계에 대해 불신의 벽을 쌓는 것은 또 하나의 편견이리라.

세상에는 좋은 의사 선생님들이 참으로 많다. 여러 병으로 고생하신 어머니를 오래 간병하면서 그리고 그 후 건강 서적을 만드는 일을 하면서 나는 존경할 만한 의료인들을 많이 만날 수 있었다. 해당 치료법의 한계까지도 진솔하게 말하고, 환자에게 희망을 불어넣는 의사 선생님이 더 많아지기를 바란다.

사회의 전 분야에서 긍정의 힘을 교육하려는 열기가 높은 오늘날, 의료인들이 그 누구보다도 먼저 긍정적인 마인드를 배웠으면 하는 것이 내 희망이다. 의사가 의학적 지식에만 매달릴 것이 아니라 환자의 마음을 살피는 데 관심을 돌린다면 치료 효과는 달라질 것이다.

질병에 대한 공포감을 키우는 환자에게 희망 에너지를 심을 수 있다면 분명 치료율은 높아질 것이다. 의학 기술이 할 수 있는 일은 한계가 있겠지만 사람의 마음이 할 수 있는 일은 한계가 없기 때문이다.

03

완전한 치유의 기술

병은 내 삶의 결과이다. 내 삶의 자세에 따라 병이 만들어지고 또 생겨난 병이 사라지기도 한다. 따라서 내가 바로 치료의 주체라는 사실을 인식하는 것이, 치유로 향하는 첫걸음이 되어야 한다.

질병의 고통에서 벗어나기 위해서는, 자신의 병을 제대로 이해하고 건강을 되찾기 위해 적극적인 노력을 해야 한다. 그러기 위해 우선 질병의 증상과 원인을 바로 알아야 한다. 만성병처럼 발병 원인이 복합적이거나 명확하지 않은 경우, 병원에서는 대개 근본치료가 아닌 증상 완화에 주력한다. 그러나 무리한 증상 완화는 적지 않은 부작용을 낳는다.

우리 몸에 나타나는 증상은 대개 인체의 치유작용인 경우가 많다. 증상으로 흔히 나타나는 발열, 통증, 구토, 설사, 기침 등은 몸 전체로 볼 때 병이라기보다는 오히려 치유과정이다.

발열은 대체로 체내 온도를 높여 병원균을 죽이거나 과잉 에너지를 소비하기 위한 것이다. 설사와 구토는 대개 해로운 물질을 빨리 몸 밖으로 배출하려는 것이며, 기침이나 콧물도 인체 유해물질을 내보내려는 것이다. 인체에 이상이 생길 때 그 이상을 바로잡으려는 면역계의 대응반응이 증상으로 나타나는 것이다.

그러나 우리는 증상을 당장 없애야 할 골칫거리로 여기고, 바로 해열제로 열을 떨어뜨리고, 진해제로 기침을 진정시킨다. 신속히 증상 완화법을 쓰면 당장은 편할지 몰라도, 치유작용을 억제당한 몸은 근본적인 치유의 기회를 잃기도 한다.

치유과정에서 나타나는 증상을 무리하게 억제하면, 진정한 치유의 열쇠인 면역기능을 교란시키는 결과를 낳는다. 잔병을 경험하면서 우리 몸은 병에 대적할 노하우가 생기고 면역계가 더욱 강화된다. 무분별한 증상 완화는 인체의 면역계 전반을 약화시켜 심각한 병에 무방비로 노출되는 결과를 낳기도 한다.

또한 근본치료가 아닌 증상 완화에 주력하는 대증요법은 증상 완화제를 계속 써야 하는 악순환을 낳고, 그로 인한 부작용 피해도 만만찮다. 약물 부작용은 이미 세계적으로 사회문제가 되고 있다.

1998년 미국의학협회지에 실린 논문 〈입원 환자에게 나타나는 약물 부작용 발생률〉에 따르면, 1994년 미국에서는 220만 명 이상이 심각한 약물 부작용으로 입원했고 10만여 명이 적절히 처방해 투여한 약물의 부작용으로 사망했다고 한다.

콜로라도 의과대학교 출신의 가정의학과 의사 레이 스트랜드(Ray Strand)는 오늘날 약물 부작용의 심각성을 이렇게 지적한다.

"미국 내에서 네 번째 사망 원인은 적절하게 처방된 약으로 인한 약물 부작용이다. 해마다 10만 명 이상이 사망하고 있다. 여기에 약이 제대로 처방되지 않거나 약물 관리가 소홀해 사망하는 8만 명을 합산한다면, 약물 부작용은 미국의 세 번째 주요 사망 원인이다."

미국을 제외한 다른 선진국의 경우에도 대체로 의약품 부작용이 주요 사망 원인이 되고 있다. 우리나라는 약물 부작용에 대한 통계 자료가 없어 제대로 알 수는 없지만, 유달리 약을 좋아하는 국민성을 감안할 때 약물 부작용의 심각성이 더할 것이다.

물론 대증요법의 가치를 모두 부정하는 것은 아니다. 응급 상황으로 증상이 심할 때 빠른 효과를 내는 대증요법의 유용성은 독보적이다. 그러나 오늘날 문제가 되는 대부분의 만성병은 증상만 억누르는 과잉 대증요법으로 병을 더 키우고 있다.

증상이 잠시 사라졌다고 해서 질병이 근본적인 치료가 되었다고 착각하는 환자라면 무엇보다 병의 증상에 대한 바른 이해가 필요할 것이다. 양방이든 한방이든 대안요법이든 치료를 시작할 때는 자신이 받을 치료법이 근본적인 치료가 가능한 완치요법인지, 증상만 완화시키는 대증요법인지를 미리 점검해야 한다. 그리고 증상만 완화시키는 치료를 한다면 부작용 가능성에 대해서도 알아두는 것이 현명하다.

생활치료의 참된 가치

증상에 대한 바른 이해와 더불어 필요한 것이 발병 원인 찾기이다. 오늘날 문제가 되는 대부분의 만성병은 생활습관 병이다. 평소 나쁜 생활습관 속에서 자라난 병이므로, 잘못된 생활습관을 바꾸어야 근본적인 치유가 된다. 질병의 고통에서 완전하게 벗어나려면, 자신의 생활을 돌아보고 병을 일으키는 원인을 적극적으로 찾아 없애거나 바로잡아야 한다는 말이다.

병원에서는 주로 증상이 나타나는 이유에 대해서 설명을 한다. 이를테면 혈관이 막혀서 통증이 있고, 면역계의 이상으로 가려움증이 있고, 호르몬이 분비되지 않아 이런저런 증상이 나타난다고 한다. 그런 진단 결과를 들을 때, 환자는 왜 혈관이 막혔는지, 면역기능은 왜 문제가 생겼는지, 호르몬은 왜 분비되지 않는지 그 원인을 묻고 찾아야 한다.

같은 병이라고 해도 발병 원인은 사람마다 다를 것이다. 호르몬 분비가 제대로 되지 않는 경우라면, 과로나 잘못된 식생활, 운동 부족, 정신적인 스트레스 등 사람마다 호르몬 분비를 교란시키는 주된 원인이 있을 것이다. 그 원인을 찾아 바로잡는 것은 환자의 몫이다.

의학적 처치를 강조하는 병원에서는 주로 호르몬 제재를 처방해 당장 이상을 바로잡는 데 주력할 것이다. 그리고 그 치료법은 대개 일시적인 효과를 내는 데 그치는 경우가 많다. 설령 이상을 바로잡는 완치요법이라고 해도 발병 원인이 계속 제공되는 한, 병이 다시 재발

할 수밖에 없다. 임시 치료에 만족하는 환자로 평생 살고 싶지 않다면, 적극적으로 자신의 생활을 점검해 병을 부추기는 원인을 밀어내야 한다.

그러기 위해서 자신의 질병은 주로 어떤 원인으로 발병하는지를 담당 의사에게 묻고, 여러 방법을 통해 관련정보를 찾아야 한다. 요즘은 일반인이 보기 쉬운 건강 서적이 다양하게 출간되어 있고, 인터넷을 통해서도 많은 정보를 얻을 수 있다.

자신의 병에 대해 충분히 공부하고 발병 원인을 바로잡는 생활요법을 실천하는 것은 완치를 위한 필수 과제이다. 의식주는 물론이고 환경과 마음을 두루 살펴 건강한 생활 관리를 할 때 질병의 굴레를 완전히 벗어날 수 있다.

불규칙한 식사습관으로 만성 위염을 앓고 있다면 식생활을 바로잡고, 비만으로 혈압이 오른다면 살을 빼고, 오래 앉아 일을 해서 요통이 있다면 짬짬이 허리 운동을 하고, 누군가에 대한 오랜 분노로 호르몬의 분비 시스템이 교란되었다면 명상이나 마음수련으로 마음의 평화를 찾는 등 근원적인 치유의 길을 찾아야 한다.

설령 아토피처럼 원인을 명확히 알 수 없는 병이라는 진단을 받아도, 환자와 보호자가 생활 전반을 꼼꼼히 살피면 발병 원인을 찾을 수 있다. 환자의 증상이 언제 심해지고 덜해지는지 점검하다 보면, 발병을 부추기는 요인을 하나씩 찾게 된다.

아토피를 예로 들어보자. 복합적인 요인이 맞물려 나타나는 아토피는 사람마다 발병을 부추기는 원인이 서로 다르다. 어떤 사람은 잘못된 식생활이나 특정 식품이 주요 원인이고, 어떤 사람은 집 안의 오염된 실내 공기가 주요 원인이며, 어떤 사람은 심리적인 스트레스가 주요 원인이 될 수 있다. 그리고 이런 요인들이 복합적으로 작용해 나타나는 경우가 대부분이다.

자신의 생활 전반을 점검해 발병 원인을 찾기 위해서 아토피 관찰일지를 쓰는 것이 효과적이다. 증상이 어떨 때 심해지고 덜해지는지를 기록하고, 증상이 심해지는 날은 며칠간 평소와 달랐던 점을 찾아 기록하는 것이다. 그러다 보면 개별성이 강하고 복잡한 요인이 맞물려 나타나는 아토피의 발병 원인을 찾아 생활치료 방향을 잡는 데 큰 도움이 된다.

내게 아토피 상담을 한 어느 아이의 경우, 부모가 아토피 일지를 쓰면서 관찰하던 중 외출한 날은 유독 아이의 아토피가 심해진다는 사실을 알게 되었다. 아이가 피곤해하는지 외출한 장소에 문제는 없는지 외출해서 외식을 하는지를 두루 살피며 원인을 찾았지만 문제점을 쉽게 찾을 수 없었다.

그러던 중 그 집의 승용차를 탈 기회가 있었는데, 그때 비로소 문제점을 알게 되었다. 출고한 지 얼마 되지 않은 새 차에서 나오는 유해 화학물질이 아토피 아이에게 자극이 되었던 것이다. 새집증후군만큼 문제가 되는 새차증후군으로 인해, 아이가 장시간 차를 탄 날은 아토피가 심해졌던 것이다.

이런 개인적인 발병 원인을 찾는 것은, 결국 환자와 가족이 생활 전반을 얼마나 성실히 점검하느냐에 달렸다. 내 아토피를 부추기는 원인을 하나씩 찾아서 단계적으로 제거하는 노력을 할 때, 아토피의 굴레를 완전히 벗을 수 있다. 발병 원인이 모호한 다른 질환 또한 마찬가지일 것이다.

병을 일으키는 원인을 제거하거나 바로잡으면, 우리 몸은 대개 면역력을 강화해 스스로 병을 치유한다. 일상생활이 모두 치료의 과정이라 여기고 꾸준히 실천해나가면 질병의 고통에서 보다 빨리 그리고 보다 완전하게 벗어날 수 있을 것이다.

04

자연의 무한한 치유력

　병든 집에서 아토피를 얻고 또 이겨내면서 나는 '추상적인' 환경오염의 심각성을 '구체적인' 현실로 바라볼 수 있었다. 환경오염이 바로 내 집 안방에서 내 가족을 병들게 하는 무서운 현실을 보게 된 것이다.

　어린이의 30퍼센트가 아토피를 앓는 세상에서 우리는 살고 있다. 우리 국민의 27퍼센트는 암으로 사망하고, 열 쌍의 부부 가운데 한두 쌍은 아이를 갖지 못하고, 해마다 4만여 명의 기형아가 태어나고 있다. 제대로 원인이 밝혀지지 않은 이 모든 증상이 환경공해와 무관하지 않을 것이다. 이외에도 원인을 알 수 없는 불치병이 얼마나 많은가.

　건강한 사람이라고 해도 오염된 의식주에 영향을 받지 않는 사람은 없다. 단지 질병이 없다고 해서 건강한 것은 아니다. 푹 잤는데도 개운하지 않고, 늘 몸이 물먹은 솜처럼 무겁고, 집중력이나 능률이 떨어지는 등 오늘날의 환경공해는 우리 삶의 질을 흔들고 있다. 단지 그런 사실을 깨닫지 못하고 있을 뿐이다. 환경공해는 마치 교묘한 지능범처럼 무서운 발톱을 감추고 아주 서서히 우리 목을 죄고 있다.

비교적 건강한 줄 알았던 나도 공해에 치여 살고 있었다. 이런 사실을 자연주의 생활로 조금씩 바꾸면서 알게 되었다. 어머니의 아토피 치료를 위해 집 안의 유해 화학물질을 밀어내고 자연식품을 먹고 자연 친화적인 생활을 실천하면서 내게도 큰 변화가 나타났다. 겨울이면 감기를 달고 사는 것이 내가 선천적인 약골이라 그렇고, 종종 만성 위염에 시달리는 것도 직업병인 줄 알았다. 그런데 그런 증상이 사라졌다.

새로 지은 번듯한 도서관에서 왜 집중력이 떨어지는지 알았고, 인스턴트식품을 먹으면 왜 피로감이 심한지 알았고, 문을 꼭꼭 닫고 지내면 왜 집중력이 저하되는지도 알았다.

의식주 전반을 통해 자연주의 생활을 실천하면서, 나는 보다 건강한 심신을 갖게 되었다. 더 편안하게 잠을 자고, 더 명쾌하게 두뇌활동을 하고, 더 의욕적인 생활을 할 수 있는데도 우리 모두는 공해에 발목이 잡혀 있다. 공해물질로 가득한 우리의 삶터와 병든 의식주를 바로잡지 않는 한, 우리에게 건강한 미래는 없을 것이다.

어머니의 아토피를 치유하기 위해 공해물질을 밀어내면서, 내 시야는 '건강' 이라는 울타리를 넘어서서 '자연' 이라는 커다란 화두에가 닿았다. 자연과 더불어 자연의 순리를 따르며 자연스러운 의식주를 실천하는 것이 난치병을 이겨낼 지름길이라는 사실을 깨달은 것이다.

그 옛날, 하늘과 땅과 바다의 짐승, 나무, 풀, 벌레 그리고 인간은 더불어 평화롭게 살았다. 그 평화를 깨고 자연과 환경에 상처를 내기 시작한 것은 바로 인간이다. 보다 살기 좋은 세상을 만들겠다고. 그렇게 만든 세상에서 우리가 얼마나 행복한지는 모르겠지만, 분명한 것은 환경에 가한 무서운 상처를 우리가 고스란히 되돌려 받고 있다는 것이다. 공해에 치여 나날이 건강과 생명을 위협받으면서 말이다.

인간과 자연, 아니 우주 만물은 운명공동체로 묶여 있다. 자연과 더불어 사는 환경 천국을 만드는 것이 문명병을 이겨낼 근본적인 치유법이며 건강한 세상을 복원하는 길이다. 그러기 위해 우리는 환경 파수꾼이 되어야 한다. 그 누구도 예외일 수는 없다. 세상의 온갖 만물이 평화롭게 공존했던 세상. 그 평화롭고 건강했던 세상으로부터 너무 멀리 와 있지 않기만을 바랄 뿐이다.

05

최고의 의사,
최고의 치료

아토피 생활치료를 시작하면서, 조금씩 치유되는 어머니를 지켜보는 일은 한마디로 감동이었다. 온몸에 난 상처와 딱지가 서서히 아물고 새살이 돋기 시작했다. 그리고 코끼리 피부처럼 딱딱하게 굳어 두꺼워진 피부가 아기 피부처럼 다시 부드러워졌다. 원래 어머니는 피부가 고우신 편인데, 완전히 평소 때로 회복되신 것이다.

회복이 불가능할 것 같은 어머니의 상처 난 피부가 그렇게 바뀔 수 있다는 것이, 그것도 칠십 대라는 고령에 온전히 자연치유가 된다는 것이 신기하기만 했다. 그러면서 스스로를 치유하는 우리 몸의 자연치유력에 주목하게 되었다.

우리 몸은 스스로를 보호하고 병을 치료하는 능력인 자연치유력, 즉 면역력을 선천적으로 갖추고 있다. 별달리 치료를 하지 않아도 상처가 아물고 감기가 낫는 것은 모두 인체에 면역력이 있기 때문이다.

'의학의 아버지'라 불리는 히포크라테스(Hippocrates)는 "진정한 의사는 내 몸 안에 있다. 몸 안의 의사가 고치지 못하는 병은 어떠한 명의도 고칠 수 없다", "의술이란 자연치유 기술을 흉내 내는 기술이다"라는 말을 남기며 자연치유력의 중요성을 강조했다. 의학적 치료법은 인체의 면역력을 보조하는 작용에 지나지 않는다는 말이다.

그러나 의학이 발달하면서 자연치유력의 가치는 뒤로 밀려났다. 생명이 나날이 새로워지고 스스로를 치유한다는 사실을 과소평가하게 된 것이다. 우리 몸의 내부에서는 균형을 유지하고 건강을 회복하기 위해 끊임없이 치유과정이 전개되고 있다.

감기 바이러스가 체내로 침입하면, 인체는 열에 약한 바이러스를 무력화시키기 위해 열을 내고 백혈구의 활동을 강화시킨다. 해로운 음식이 체내로 들어오면, 구토나 설사를 일으켜 해로운 성분을 빨리 몸 밖으로 내보낸다. 상처가 나면 빠르게 혈액을 응고시켜 과다 출혈을 막고, 유해 세균을 죽이는 백혈구의 활동과 피부 세포의 재생 활동을 강화시킨다. 고도로 조직화된 지능을 가진 인체는 신속하고 정교하게 스스로를 치유해간다.

첨단 현대의학조차 명쾌한 치료법을 제시하지 못하는 암과 바이러스 질환에 대해서도 인체의 면역계는 훌륭한 의사를 두고 있다. 그 가운데 하나가 'NK세포(Natural Killer Cell, 자연살해세포)'이다.

NK세포는 체내를 순찰하면서 암세포를 파괴하고 바이러스에 감염된 세포를 찾아 없애는 면역세포이다. 의학이 발달했다 해도 바이러스를 없애는 치료법이 없고 암 역시 난치병이라는 현실을 감안할 때, 인체는 놀라운 면역기능을 갖고 있는 셈이다.

우리 몸은 세포부터 점막, 피부, 골격에 이르기까지 인체의 구성요소를 대부분 끊임없이 재생한다. 어느 부분은 몇 달이 걸리고, 어느 부분은 몇 년이 걸리기도 한다. 과학이 입증했듯이 우리 몸의 세포와 조직은 쉼 없이 새로 태어나는 것이다.

나이가 여든이 되고 아흔이 되어도 머리카락은 계속 자라고, 몸에 난 작은 상처는 스스로 아물고 새살이 돋는다. 노화된 몸은 젊었을 때와 비교해 재생력이 약할 뿐이지, 생명력이 있는 한 재생력과 자연치유력은 존재한다. 칠십 대 암환자인 어머니 역시 몸에 난 상처는 저절로 아물고 감기는 자연치유력으로 이겨내신다. 우리 몸은 죽는 순간까지 스스로 치유하고 새로워진다.

우리 몸의 자연치유력, 즉 면역력은 질병의 치유에서 가장 중요한 힘이다. 감기부터 암까지 모든 병의 최고 치료법은 자연치유작용을 최대로 발휘시키는 것이다. 면역력을 심각하게 훼손하는 공격적인 치료로는 진정한 치유를 기대할 수 없는 것이 그 때문이다. 의학의 발달로 밀려났던 자연치유력의 가치를, 나는 어머니의 아토피를 경험하면서 깨닫게 되었다.

최고의 의사인 면역력을 강화하기 위해서는 바른 생활양식이 중요하다. 면역력을 높이기 위해서는 자연의 순리를 따르고, 긍정적인 마음을 갖고, 안전한 자연식품을 골고루 먹고, 운동과 휴식을 적절히 하는 등 생활 전반에 걸친 노력이 필요하다. 어머니가 아토피를 이기기 위해 실천하신 생활요법 역시 면역력을 높이는 생활이었다.

치유를 앞당기는 핵심 키워드인 면역력을 높이는 것은 결국 환자의 의지와 노력에 달렸다. 건강한 생활습관을 통해 면역력이 강화되는 만큼 환자 스스로 가정의사가 되어야 할 것이다.

06
똑똑한 환자의 투병 지혜

어머니가 경험한 아토피 약의 부작용은, 환자 보호자로서 수동적이었던 나를 반성하게 만들었다. 환자와 보호자는 질병에 대해 스스로 공부하고, 좋은 의사와 치료법을 적극적으로 찾고, 치료 과정을 제대로 이해하면서 치료의 주체가 되어야 한다.

그럼에도 나는, 아니 대부분의 환자와 가족은 병원에서 의사의 말만 잘 따르면 된다고 여긴다. 질병 치료를 의사의 전유물로 여기고, 병원에서 수동적인 환자가 되는 것이다. 때로는 병든 죄인처럼 병원에서 주눅이 들기도 한다.

치료의 주체이기를 포기한 수동적인 환자는 자신의 건강을 남에게 떠넘기는 것이나 다름없다. 그러다 보면 나의 어머니처럼 약 부작용을 겪고도 제대로 알지 못하는 경우가 생긴다.

생각해보면 이처럼 어리석은 일이 또 있을까 싶다. 우리는 하나의 물건을 살 때도 꼼꼼히 점검하고 비교한다. 궁금한 것을 찬찬히 묻고 자세히 알고 난 후에 물건을 구입하고, 이상이 있으면 리콜까지 해서 바로잡는다.

우리에게 가장 소중한 생명과 직결된 일이라면 더 많은 관심과 노력을 기울여야 한다. 우리 생명은 잘못 산 물건처럼 다시 살 수 있는 것이 아니지 않은가! 자신의 질병과 치료과정에 대해 제대로 이해하지 못한 채, 소극적으로 치료에 임하는 것이 얼마나 어리석은지를 깨닫게 되었다.

어떤 의학도 한계가 있고 의료상업주의가 심해지고 있기에 환자의 주체성이 더 요구되는지도 모른다.

'병원과 의학에 맹목적으로 의지할 것이 아니라 환자와 보호자가 스스로 똑똑해져야겠구나!'

이것이 약해(藥害)에 휘둘리면서 내가 얻은 결론이다.

스스로의 건강과 생명을 책임질 사람은 바로 자신이어야 한다. 병원과 의사에게 무턱대고 의지할 것이 아니라 환자 스스로 자신의 병에 대해 제대로 알고 똑똑한 치료 주체가 되고자 적극적으로 노력해야 한다. 병든 나를 치유해줄 수 있는 것은 '의사'가 아니라 바로 '나' 자신이다.

나는 태생적으로 다분히 수동적인 편이다. 그런 내가 어머니의 아토피 약 부작용을 경험하면서 변했다. 건강이 얼마나 소중한지를 알았고, 가장 소중한 것을 지키기 위해서 환자와 보호자가 먼저 똑똑해

져야 한다는 것을 절감했기 때문이다.

나는 아토피를 상담하기 위해 연락해오는 환자들에게 "환자와 보호자가 열심히 공부해야 한다"고 힘주어 강조한다. 나 스스로도 이런 변화가 놀랍기만 하다. 나를 이렇게 변화시킨 것은, 내가 맹목적으로 믿어온 오늘날의 의학과 의료 환경이다.

환자의 적극적인 의지는 치유력과 연결되기도 한다. 존스홉킨스대학교 의료팀은 "환자의 독립성, 낙천성, 신뢰성이 높을수록 치료가 빠르고, 환자의 몸은 의사의 신념보다 환자 자신의 신념에 더 직접적으로 반응한다"고 밝혔다.

미국의 심리학회 회장을 지낸 펜실베이니아대학교 심리학 교수인 마틴 셀리그먼(Martin Seligman)은 실험을 통해서 환자의 적극적인 의지가 치유력을 높인다는 사실을 알아냈다. 그는 실험에서 A그룹 쥐에게는 전기충격으로 스트레스를 주고 다른 방으로 도망가면 다시 같은 충격을 주어 피할 수 없는 상황을 만들었다. B그룹 쥐에게는 전기충격을 주되 도망간 다른 방에서는 충격을 주지 않아서 피할 수 있는 상황을 만들었고, C그룹의 쥐에게는 전기충격을 전혀 주지 않았다. 이들 세 그룹의 쥐에게 모두 암세포를 주입한 결과, 암세포가 퍼진 비율은 각각 A그룹 73퍼센트, B그룹 31퍼센트, C그룹 51퍼센트였다.

연구결과를 통해, 비록 환경적인 충격을 주더라도 자신의 노력으로 피할 수 있다고 믿는 쥐가 편안하게 지낸 쥐보다 더 건강하다는 뜻밖의 사실이 밝혀졌다. 이는 나을 수 있다는 적극적인 의지와 신념이 질병 치유에서 절대적인 영향을 미친다는 뜻이다. 수동적인 환자와 능동적인 환자는 치료 결과에서 큰 차이를 보일 것이다.

주체성을 가진 똑똑한 환자가 되어야 한다는 사실은, 자기원에서 기적을 일궈낸 환자들을 보면서 다시 한 번 느끼게 되었다. 이들은 대개 병원에서 나을 수 없다는 불치 진단을 받은 이들이다. 그럼에도 포기하지 않고 자신의 질병에 대해 공부하고, 편견을 버리고 넓은 시야로 새로운 가능성과 치료법을 찾고, 스스로 치료의 중심에서 '반드시 낫는다'는 의지를 키우고, 생활 전반에서 치유의 노력을 기울였다. 그런 능동적인 자세가 있었기에 불치병을 이겨낼 수 있었다.

죽음의 문턱에서 적극적인 의지로 병을 이겨낸 환우들. 그들은 생명의 불꽃이 꺼지는 혹독한 시련을 당당히 이겨낸 승자이다. '불치'라는 꼬리표를 달게 한 세상을 멋지게 이겨낸 삶의 진정한 승자이다.

07
어머니의
초기 중풍 극복기

아토피의 고통에서 벗어나던 그해 겨울, 어머니는 눈길에서 미끄러져 발목이 골절되는 부상을 겪으셨다. 그 일로 한동안 왼쪽 발목에 깁스를 하고 계셨다. 열심히 산에도 다니고 운동도 하시다가 한 달 넘게 거동도 제대로 못하신 채 지내게 되셨다.

그러던 어느 날 계속되는 환자 생활에 스트레스가 쌓이고 몸의 순환기능도 떨어진 탓인지 어머니는 그 후로 중풍 전조증상을 보이셨다. 몸의 오른쪽 반신의 감각이 둔해지는 증상이 나타난 것이다.

당시의 중풍 전조증상은 10여 분만에 진정되었다. 하지만 중풍은 생명을 순식간에 앗아갈 수도 있는 위험한 병이기 때문에 나는 바로 인터넷으로 중풍에 대한 자료를 찾아 읽은 후 어머니를 모시고 병원에 갔다.

정밀검사를 위해 대학병원까지 갔고 어머니는 이틀간 병원을 오가며 모든 검사를 받으셨다. 검사를 마친 후 바로 결과를 알고 싶었지만 결과는 일주일 뒤에나 알 수 있었다. 불안한 마음으로 꼬박 일주일을 기다려서 다시 만난 담당 의사는 이렇게 말했다.

"심각한 정도는 아니지만 왼쪽 뇌의 혈관이 약간 막혔습니다. 더 심해질 수 있으니, 예방약을 계속 먹어야 할 것 같습니다."

아토피 약의 부작용으로 고생했던 경험을 떠올리며, 나는 의사에게 처방하려는 중풍 약의 예방 정도와 부작용 가능성에 대해 조심스럽게 물었다.

"중풍이 100퍼센트 예방되는 것은 아니지만 이런 경우는 먹는 것이 일반적입니다. 약 부작용은 사람에 따라 나타날 수도 있습니다."

부작용의 위험 부담도 있고 병을 완전히 예방할 수도 없는 약을 평생 먹어야 하다니! 나는 그나마 비교적 솔직하게 말해준 담당 의사에게 인사하고 나온 뒤로 다시 병원에 가지 않았다.

집으로 돌아온 나는 아토피 치료 때 그랬던 것처럼 중풍에 대해 공부하기 시작했다. 어머니는 다시 운동을 시작하셨고 중풍에 맞는 식이요법을 비롯해 심신 안정, 단전호흡, 족탕, 조금씩 자주 생수 마시기 등 생활요법을 하나씩 실천하셨다. 그런 노력으로 중풍의 위험에서 벗어날 수 있었다.

아토피의 치유 경험으로 생활요법의 중요성을 알고 있었지만 의사의 지시를 따르지 않는 것은 내게도 적잖은 용기를 요구했다. '아프면 병원에서 의사의 처방에 따라 약을 먹고 병원치료를 해야 한다'는 고정관념이 우리 의식 속에 자리 잡고 있기 때문일 것이다.

어머니의 중풍 전조증의 병원 처방을 경험하면서, 나는 의학의 한계를 더욱 피부로 느낄 수 있었다. 그리고 환자와 가족이 치료의 주체가 되어야 한다는 것을 다시금 깨달았다.

그 후, 어머니의 중풍 전조 증상은 다시 나타나지 않았다.

5장

삶을 구원할
무한한 동력

01 _ 건강한 삶의 원동력

02 _ 긍정적인 마음의 힘

03 _ 과학이 인정한 '상상치료'

04 _ 소록도 환우들을 그리며

05 _ 웃음치료 교실에서의 하루

06 _ 질병 치유로서의 책 읽기

07 _ 도토리 다섯 알

08 _ 종훈아, 사랑해

09 _ 삶을 구원할 위대한 동력

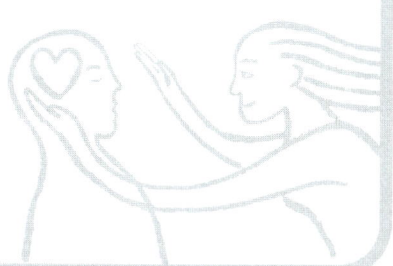

▶ 상상하면 이루어진다. 오늘날의 과학은 우리가 집중하고 열망하는 생각이 생물학적 메커니즘을 통해 현실로 이어진다고 말한다.

01

건강한 삶의 원동력

　고약한 아토피도 이겨내고 중풍 전조 증상도 떨쳐낸 어머니와 나는 이제 투병생활에서 벗어났다고 기뻐했다. 그러나 기쁨도 잠시, 우리 앞에는 더 큰 시련이 기다리고 있었다. 어머니가 암 진단을 받으신 것이다. 다행히 구한서 선생님과 자기조절법을 통해 우리는 쉽게 어려움을 극복할 수 있었고, 새롭고 드넓은 세상을 만날 수 있었다.

　하지만 내 머릿속에서는 한 가지 의문이 떠나지 않았다. 아토피로 만신창이가 된 피부도 완치되고, 마비감을 느끼던 몸도 정상이 되었는데, 왜 암이 발병한 것일까? 그렇게 생활 관리를 잘하고 노력했는데, 왜 병이 이어지는 것일까? 발병이 계속되는 이유를 알고 싶었다.

　나는 그 해답을 암에 대해 공부하면서 조금씩 알게 되었다. 우리 몸의 정상세포가 암세포로 변해도 10년 이상의 긴 잠복기를 거쳐야 암으로 발전한다는 것이 의학계의 일반적인 학설이다. 종양의 크기가 1센티미터가 넘는 어머니의 경우라면 10년도 더 전에 이미 암세포가 자라고 있었다는 말이다. 그것이 아마 아토피에도 영향을 주었으리라. 생활요법을 잘 실천하면서 아토피에서 벗어날 수 있었지만, 이미 자라고 있던 암세포의 진행을 막을 수는 없었던 것 같다.

그리고 어머니의 투병 과정에서 나는 가장 중요한 것을 놓치고 있었다. 바로 마음이다. 단지 몸에 나타난 병만 보고 음식이나 운동 같은 물리적인 치유법에만 신경을 쓰느라 어머니의 심리적인 고통을 제대로 보지 못하고 있었다.

평생 건강하게 살아오신 어머니는 아토피 발병 이후 심적 스트레스에 시달리고 계셨다. 계속 병을 달고 살아야 하는 고통, 하는 일도 없이 쓸모없는 존재가 되었다는 절망감, 자식들에게 걱정만 주고 있다는 슬픔 등이 어머니를 괴롭히고 있었다. 그 어두운 마음이 곧 몸의 병을 부추기고 있었던 것이다.

몸을 치유하기 위해 마음을 치유

어머니는 젊을 때 혼자되신 이후로 헌신적으로 나와 동생을 키우셨다. 억척스러울 만큼 부지런하고 생활력이 강하며 자식을 위해 몸을 아끼시지 않았다. 그래서 내게는 언제나 든든한 기둥 같으신 분이다. 늘 강한 모습만 보이셨기 때문에 나는 어머니가 연세가 드신다는 것을, 아프실 수 있다는 것을 의식하지 못하고 살아왔다.

어머니가 환자가 되신 후에야 비로소 나는 어머니가 외롭고 나약한 한 인간이라는 사실을 알게 되었다. 이제는 내가, 연로한 어머니의 기댈 언덕이 되어야 한다는 사실을 깨달은 것이다. 그런 당연한 사실을 너무 늦게 깨달은 불효가 마음을 아리게 했다.

어머니는 편찮으시기 전까지 출장요리사로 일하셨다. 돌이나 회갑연 또는 혼례를 앞둔 집의 함받이 음식을 하며 생계를 꾸려오셨다. 평생을 부지런하게 활동해오신 어머니는 아토피가 심해지면서 일을 접으셨다. 그 후, 할 일이 없다는 것이 마음의 그늘을 만들고 있었다. 그런 사실을 암 진단을 받고 어머니의 마음을 들여다보면서 알게 되었다.

나는 어머니가 편찮으시기 전에도 예순이 넘은 연세에 일을 하시는 것이 안타까웠다. 그래서 종종 일을 그만두시라고 권했지만 어머니는 전혀 들으시려고 하지 않았다. 더욱이 출장요리사라는 직업은 벌이가 나쁘지 않았다. 휘청거리던 지방 잡지사의 기자로 일하면서 어머니 수입보다 못한 박봉을 받았던 나로서는 그런 말을 할 자격도 없었다. 연로하신 어머니가 계속 일하시는 것이, 나의 경제적인 무능 때문인 것 같아 마음이 더욱 불편했었다.

그런 어머니의 일을 중단하게 만든 것이 바로 아토피이다. 가려움증이 심해지면서 피부의 상처가 두드러졌고 정상적인 사회생활을 못하는 상황이 되어서야 어머니는 일을 접고 치료에 전념하셨다.

많은 노력으로 아토피의 굴레를 벗은 후, 어머니는 다시 일을 하고 싶어 하셨다. 그러나 나와 동생은 펄펄 뛰면서 만류했고 이제는 편안하게 지내셔야 한다고 어머니를 설득하여 집에서 쉬시게 했다. 그러나 정작 어머니는 편안하기는커녕 무료하셨고, 그러다 보니 병에 더욱 집중하는 결과를 낳았다. 당신이 나이가 들어 쓸모없는 사람이 되었으니, 이제 저세상으로 갈 일만 남았다는 부정적인 생각을 키우고 계셨던 것이다.

나이가 들었기에 혹은 환자이기에 무조건 쉬어야 한다는 것은, 순전히 환자 보호자의 시각에서 나온 생각인지도 모른다. 아무리 고령이라도 자신의 능력을 인정받으면서 할 수 있는 일이 있고 아무리 환자라도 치유를 방해받지 않으면서 즐겁게 몰입할 수 있는 일이 있다면, 건강에 도움이 될 것이다.

일은 단지 돈벌이를 위해서만 있는 게 아니다. 사람들과 어울려 자신의 가치를 찾고 일하는 즐거움도 느끼면서 성취감과 보람을 얻는 삶의 중요한 부분이다. 그건 어머니에게도 마찬가지였다. 일찍 남편을 여의고 홀몸으로 두 아이를 키우신 터라 일이 마냥 힘드실 것이라는 짐작은 어디까지나 나의 좁은 생각이었다.

어머니는 연세가 드셨어도 당신의 능력을 인정받고, 그것으로 적지 않은 돈을 벌고 있다는 사실을 즐기고 계셨다. 물론 모든 사람들이 그렇듯 일로 인한 스트레스도 있고 피로가 쌓일 때도 있지만, 사람들과 어울리면서 일하는 재미와 보람을 느끼고 계셨던 것이다.

"오늘 상차림이 너무 멋지다고 박수까지 받았잖아."

"내가 한 음식이 맛있다고 오늘 팁을 두둑하게 받았다."

종종 어머니가 하셨던 그런 말들이 뒤늦게 떠오른 것은, 어머니에게 일이 얼마나 소중한 것인지를 깨달은 후였다.

노인이 되어서도 자신이 좋아하는 일을 계속하는 것은, 몸과 마음의 건강을 지키는 데 큰 역할을 한다. 좋아서 하는 일은 노동이 아니라 놀이이고 삶의 활력소이기 때문이다.

세계의 장수촌 노인들을 보면 그런 사실을 확인할 수 있다. 그들은 대개 고령의 나이에도 불구하고 계속 몸을 움직여서 부지런히 일을 한다. 체력적으로 감당할 수 없는 일을 억지로 하는 것이 아니라면, 나이가 들어도 할 일이 있다는 것은 분명 심신을 건강하게 만든다.

줄곧 바깥일을 해오신 어머니는 느닷없이 환자가 되어 일을 접으신 뒤로는 무료하게 하루하루를 보내셨다. 시간은 더디 가고 그 지루한 시간 속에서 걱정만 키우게 되셨으리라. 그런 사실을 전혀 모른 채 나는 어머니가 편히 지내신다고만 여겼다.

그러나 암 진단을 받은 후, 등한시했던 마음에 치유의 손길이 필요하다는 것을 깨닫자 어머니의 무료하고 적적한 일상이 비로소 눈에 들어왔다. 일상의 무료함과 미래에 대한 두려움 등이 모두 병을 키운다는 사실을 알게 된 것이다.

오랜 환자생활로 우울한 어머니에게는 마음의 평화가 절실했다. 그리고 텔레비전을 시청하고 동네 할머니들과 어울리는 것 이상의 기쁨을 주는 '삶의 낙'이 필요했다.

02

긍정적인 마음의 힘

 마음은 몸의 주인이다. 어떤 마음을 갖느냐에 따라 우리 몸의 호르몬 분비가 달라지고 기혈순환이 달라지며 면역력에 엄청난 영향을 미친다. "우리 모두는 우리가 생각한 것의 결과"라는 부처님 말씀과 "네가 믿는 대로 이루어진다"는 예수님 말씀은 오늘날 과학적 연구를 통해 속속 증명되고 있다.

 신경과학자이자 미국 국립정신건강연구소의 캔데이스 퍼트(Candace Pert) 박사는 "인간의 감정에는 진동이 있다. 우리 몸 세포의 분자 수용체가 감정이 보내는 화학적인 반응에 춤을 추듯이 리드미컬하게 진동하며 반응한다"고 한다. 우리의 생각과 감정이 바로 육체와 연결되어 있다는 뜻이다.

 인간을 비롯한 세상 만물은 에너지로 이루어져 있고 고유의 파동이 있다. 생각이나 감정도 마찬가지다. 생각이나 감정이 바로 몸의 신경계, 내분비계, 면역계에 영향을 미친다. 뇌 속에서 만들어진 생각은 신경전달물질과 호르몬을 분비해 온몸에 영향을 미치고 면역계에 직접적인 영향을 준다.

희망, 믿음, 감사, 사랑, 용서 등의 긍정적인 생각은 우리 몸의 면역계에 긍정적으로 작용한다. 긍정적인 생각을 하면 엔도르핀, 도파민, 세로토닌, 옥시토신 등의 신경전달물질과 호르몬이 만들어져 온몸에 전해지고, 면역기능을 강화하는 면역글로블린, NK세포(자연살해세포), 인터페론 등을 활성화하는 생리적 변화를 낳는다. 긍정적인 마음을 갖는 것이, 곧 인체의 치유물질을 샘솟게 하는 길인 셈이다.

반면 두려움, 절망, 분노, 불만 등의 부정적인 생각은 면역력을 무력화시켜 발병을 부추긴다. 노벨의학상을 받은 스트레스 연구의 대가 한스 셀리에(Hans Selye)는 심리적 스트레스가 질병을 증가시킨다는 사실을 밝혔다. 그는 실험을 통해 만성 스트레스에 시달린 쥐는 스트레스 호르몬인 아드레날린 분비선이 매우 비대해지고 면역체인 T임파구를 만드는 흉선은 아주 작아진다는 것을 발견했다.

우리가 부정적인 생각에 빠져 심리적인 스트레스를 받게 되면, 아드레날린과 코티솔 같은 호르몬과 신경전달물질이 만들어져 바로 온몸으로 퍼진다. 아드레날린이 분비되면 심장 박동 수가 증가하고, 혈관이 수축되고, 혈압이 오르는 등 갖가지 스트레스 현상이 나타난다.

또한 심리적 스트레스를 받을 때 분비되는 코티솔은 몸의 에너지를 증폭시킨다. 스트레스가 계속되면 몸에서 쓸 수 있는 에너지가 고

갈되어 과로 상태가 되고 면역계를 손상시킨다. 부정적인 마음이 바로 몸의 면역기능을 저하시켜 발병을 부추기는 것이다.

부정적인 감정으로 대표되는 분노는 발병의 주요 원인이 된다는 연구결과가 많다. 듀크대학교 정신과 교수인 레드포드 윌리엄스(Redford williams) 교수는 "분노는 심장질환을 부추기고 감염에 대한 저항력을 떨어뜨리며 암세포를 죽이는 NK세포를 약화시키는 등 면역력을 저하시킨다"고 한다. 그는 분노에 대한 연구결과를 토대로 "분노는 사람을 죽인다"고 단언한다.

심리 상태와 질병의 관계를 연구한 미국의 심장전문의 메이어 프리드먼(Meyer Friedman)과 로이 로젠먼(Roy Rosenman) 박사에 따르면, 화를 잘 내고 경쟁적이고 적개심이 강한 사람은 그렇지 않은 성격의 사람에 비해 심장병과 같은 순환기 질환에 걸릴 확률이 다섯 배 이상 높다고 한다.

분노의 감정을 풀고 용서하는 마음을 가질 때, 혈압과 심장 건강에 긍정적인 영향을 준다는 연구결과도 있다. 용서전문가이자 위스콘신대학교 심리학 교수인 로버트 엔라이트(Robert Enright)는 심장병 환자를 대상으로 용서하는 그룹과 그렇지 않은 그룹으로 나누어 진행한 연구를 통해, 용서 그룹의 심장 상태가 더 호전되었다는 연구결과를 밝혔다. 부정적인 마음 상태를 긍정적으로 바꾸는 것만으로도 치유력이 강화된다는 것을 과학이 증명한 셈이다.

하버드 의과대학교 출신의 심신의학자 조안 보리센코(Joan Borysen

ko)는 수년간 암, 에이즈, 만성병 환자를 치료하면서 연구한 결과, "분노, 후회, 비판적인 성향을 털어버리는 것이야말로 육체, 정서, 영혼을 치유하는 핵심"이라고 한다.

에너지인 생각의 치유력

우리의 생각이 생리적 메커니즘을 통해 몸에 영향을 미친다는 사실은 첨단 기기를 통해서도 알 수 있다. 센서가 부착된 전자장치를 통하면, 우리의 생각이 근육의 움직임이나 체온, 뇌파 등에 직접적인 영향을 미친다는 것을 알 수 있다.

생각과 감정은 에너지이다. 그 에너지가 내 몸에 생리적 변화를 일으킬 뿐 아니라 타인에게도 영향을 준다는 사실을 밝힌 한 연구가 있다. 샌프란시스코 종합병원 심장 전문의 랜디 비어드(Randy Byrd) 박사는 입원 중인 관상동맥 환자 393명을 대상으로 타인이 기도해주는 실험을 했다.

두 집단으로 나누어 한 그룹은 기도를 해주고, 다른 그룹은 기도를 해주지 않았다. 기도해주는 이들은 환자를 만나지 않고 단지 환자의 이름과 병명만 알고 각자 집에서 치유를 바라는 기도를 했고, 비어드 박사와 환자들은 기도를 받는 환자가 누군지 모른 채 연구를 진행했다. 그 결과 입원 초기 병세가 같던 두 집단의 환자들 가운데 기도를 받지 않은 그룹의 환자들이 합병증이 세 배나 많은 것으로 나타났다. 우리의 생각이 타인에게 영향을 미친다는 것을 알린 주목할 만한 연구 결과이다.

영성과 기도의 치유력을 강조한 내과의사이자 미국 국립보건원 산하 대체의학연구소의 래리 도시(Larry Dossey) 박사는 의학의 새로운 시대를 예고한다. 그는 현대의학은 '1기 기계적인 의학시대'와 '2기 심신 의학시대'를 거쳐서 이제는 '3기 비국소적, 자아초월 의학시대'로 접어들었다고 말한다. 멀리 떨어진 환자를 의식의 원거리 이동을 통해 치료한 임상사례를 전하는 그는 시공을 초월한 원격치유, 기도요법, 기 치료 등의 효과를 과학적으로 해부해서 적극 활용해야 한다고 주장한다.

에너지인 우리의 생각이 세상 만물에 영향을 미치고, 그 힘을 타인의 질병 치유에도 쓸 수 있다는 이론은 경이로웠다. 도시 박사가 말한 새로운 의학시대는 이미 시작된 만큼 마음의 힘은 낱낱이 해부되어 그 무한한 가치를 속속 전할 것이다.

긍정적인 마음을 낳는 생활습관

생각의 치유작용에 대한 연구결과를 보고 관련 책들을 읽으면서 나는 비로소 마음의 힘이 위대하다는 것을 깨달았다. 부정적인 마음에서 벗어나 긍정적인 마음을 갖는 것이, 치유력을 높이는 데 더없이 중요하다는 사실을 알게 된 것이다.

생각해보니, 어머니를 오래 간병하면서 나는 불안감을 키우고 있었다. 어머니가 나을 것이라고 믿었지만, 그 이면에서는 '병이 더 심해지면 어쩌나?', '더 큰 병이 오는 건 아닐까?' 하는 걱정을 떨칠 수 없었던 것 같다.

그런 잠재의식은 생활 속에서 무의식적으로 나타나는 경우가 많았다. "이건 발암물질이 들어 있는 음식이야", "이건 위험해", "그러면 병이 더 심해질지도 몰라" 하는 식의 불안감을 키우는 말을 늘어놓고 있었다. 그것이 어머니의 치유에 도움이 되는 정보라고 해도, 부정적인 언어습관은 부정적인 생각을 만들었다. 그리고 부정적인 생각은 무의식 속에서 인체의 치유 시스템을 방해하며 실제 현실로 나타났던 것이다.

몸을 바꾸기 위해 마음부터 바꾸어야 한다는 사실을 깨달은 후부터 나는 부정적인 생각을 버리고 긍정적인 이미지를 심는 노력을 하기 시작했다. 우선 내가 가진 병에 대한 불안과 근심을 없애기 위해 언어습관을 바꾸어나갔다.

"모든 것이 잘될 거야", "이렇게 건강하니 얼마나 감사한 일이야"와 같은 긍정적인 말을 쓰고자 노력했다. 어머니의 방에는 "고맙습니다", "행복합니다"와 같은 긍정적인 내용의 글귀를 써 붙이기도 했다.

"그래, 네 말이 맞다. 생각해보면 감사할 일이 천지지!"

벽에 붙은 글귀를 보시며 어머니도 우울한 감정을 떨치고 마음을 긍정적으로 바꾸기 시작하셨다. 감사한 마음으로 자신을 격려하면서 긍정적인 이미지를 심는 노력을 하신 것이다.

우리 생각이 몸의 세포조직과 기관에 미치는 생물학적 메커니즘에 대한 연구보고는 계속 나오고 있다. 긍정적인 마음이 인체와 삶 전반에 미치는 영향을 과학적으로 연구한 보고 또한 이어지고 있다. 생각을 긍정적으로 바꾸어 마음을 달리하면 몸이 변하고 행동이 바뀌며 결국 자신의 삶과 세상까지 변한다는 사실이 과학에 의해 구체적으로 밝혀지고 있다. 이 멋진 연구결과를 실제 삶에 적용하기 위해 어머니는 마음을 긍정적으로 바꾸는 노력을 계속하셨다.

03

과학이 인정한 '상상치료'

뇌 과학자들이 밝힌 이론에 따르면 우리의 뇌는 현실과 상상을 잘 구분하지 못한다고 한다. 기쁜 일을 상상하면 그것이 마치 현실의 경험인 양 뇌는 기쁨의 물질을 쏟아낸다. 좋은 상상을 하면 현실과 가상을 구분하지 못하는 우리의 뇌 시스템은 좋은 상상이 이루어지도록 움직이고, 나쁜 상상을 하면 그것이 현실화되도록 움직인다는 말이다.

1980년대 초 미국에서는 납치되었던 어느 여성이 팔이 잘린 상태에서 출혈도 없이 살아나서 화제가 된 일이 있다. 그녀는 손목의 동맥이 절단되었는데도 피를 흘리지 않고 수 마일을 걸어왔다고 한다. 어떻게 자신을 구할 수 있었느냐는 질문에 그녀는 자신을 당시 텔레비전 인기 프로그램에 나오는 무적의 주인공인 사이보그라고 상상했다고 답했다. 자신이 초능력자라는 생각이 일종의 자기 최면으로 작용해서 출혈을 막는 무의식의 생리작용이 나타난 것이다.

이런 극적인 경우가 아니어도 우리는 상상만으로도 몸의 변화를 느낄 수 있다. 레몬을 생각하면 입안에 침이 고이고 공포영화의 한 장면을 생각하면 소름이 돋는 것은 우리 뇌가 마치 실제 경험인 것처럼 반응하기 때문이다. 상상임신 또한 아이를 원하는 강한 생각이 입덧을 비롯해 진짜 임산부와 같은 생리작용을 일으킨다. 이런 생각의 힘을 이용하면 질병 치유나 자기계발에 큰 도움이 된다.

그래서 오늘날의 정신의학과 심리학, 성공학 부문에서 공통적으로 강조하는 것이 긍정적인 생각의 무한한 힘이다. 자신의 생각이 곧 실제 삶이 되므로 생각을 긍정적으로 바꾸어 삶을 변화시키라는 것이다.

생각을 바꾸는 것은 누구나 연습하면 가능하다. 마치 운동을 통해 근력과 유연성을 기르듯이, 우리의 생각도 정신훈련을 통해 변화시키고 강화할 수 있다. 구체적인 실천방법은 원하지 않거나 두려워하는 일에 집중하던 생각을 바꾸어 원하는 대상에 집중하는 것이다. 가령 질병을 치유하기 위해서는 질병의 고통에 집중하지 말고 반드시 낫는다고 믿고 건강해진 모습을 생각하면 된다.

자신이 바라는 것을 이루기 위해서는 "소망을 이룬 모습을 생생하게 상상하라"고 뇌 과학자들은 강조한다. 자신이 이루고자 하는 모습을 선명하게 상상하면서 마치 그 소원을 이룬 것처럼 기쁨을 만끽하면 그 긍정의 기운이 잠재의식에 영향을 미쳐 꿈을 현실화한다는 말이다.

꿈을 이룬 모습을 생생하게 상상하면 강력한 잠재능력을 끌어내어 현실의 성공을 낳고, 건강을 되찾은 모습을 생생하게 상상하면 강력한 치유력을 끌어내어 어떠한 난치병도 물리칠 수 있다고 한다.

미국 클리블랜드병원의 신경과학자 광 예 박사는 〈마음을 이용한 근육 키우기〉라는 논문을 통해 상상만으로도 근육을 강화시킬 수 있다는 연구결과를 발표했다. 이 실험에서는 실제 근육운동은 하지 않고, 단지 생각으로 근육을 강하게 수축시키는 상상훈련을 4개월간 계속한 결과, 실험에 참가한 이들 모두 15퍼센트 정도 근육이 강화된 것으로 나타났다.

실제 신체훈련과 상상훈련을 우리 뇌는 구분하지 못한다. 그래서 운동을 상상하는 동안, 관련 뇌 기능이 활성화되어 실제 근육이 강화되었다. 상상만으로도 신체훈련의 효과를 낸 것이다.

누구나 상상의 힘을 질병 치유에 이용할 수 있다. 환자 스스로 건강해진 자신의 모습을 오감을 동원해서 선명하게 상상하면 된다. 가령 다리가 아파서 걷지 못한다면 건강하게 걸어서 산에 오르는 모습을 상상하는 것이다. 힘차게 땅을 내디딜 때 감각을 느끼고, 산의 맑은 공기를 마시고, 숲의 향기를 맡고, 시원한 약수를 마시고, 산새들의 소리를 듣고, 정상에서 드넓게 펼쳐진 세상을 내려다보고, "야호"를 외치는 자신의 모습을 하나하나 구체적으로 떠올리며 머릿속으로 실감나게 상상하는 것이다.

건강해진 자신의 모습을 떠올리면 우리 뇌는 그 가상의 기쁨을 실제라고 믿고 치유물질을 만들어낸다. 즐거운 상상이 곧 인체의 생화학 변화를 일으키고 면역계를 강화하여 치유력을 높이는 것이다. 상상훈련을 할 때 중요한 것은 믿음이다. 마음의 힘으로 변화를 끌어낼 수 있다고 믿는다면 정신훈련을 통해 원하는 결과를 얻을 것이다.

'이미지 트레이닝'이나 '멘털 트레이닝'이라고 부르는 이런 정신훈련은 난치병 치료뿐 아니라 경기를 준비하는 운동선수나 공연을 준비하는 연주자들도 이용하고 있다. 오늘날 많은 국가대표 운동선수들이 스포츠 심리훈련으로서 상상을 통해 원하는 경기를 펼치는 이미지 트레이닝을 한다.

뿐만 아니라 성공과 부, 자기계발 등 더 나은 삶을 지향하는 모든 분야에서 이미지 트레이닝은 주목받고 있다. 이들 분야의 학자들은 긍정적인 생각이 긍정적인 인생을 만들고, 의식적으로 생각을 선택하여 인생을 바꿀 수 있다고 한다. 자신의 꿈을 반드시 이룬다고 믿고, 꿈을 선명하게 머릿속으로 그리고, 말로 표현하고, 글로 쓰는 등의 구체적인 실천방법을 제시하면서 마음을 바꾸어 삶을 변화시키라고 강조한다.

유전자 연구의 세계적인 권위자인 무라카미 가즈오는 "긍정적인 마음은 인간의 잠자는 유전자를 깨우고, 잠에서 깬 유전자는 우리가 상상도 하지 못할 놀라운 힘을 발휘한다"고 한다. 우리가 긍정적인 마음으로 집중하는 생각은 잠재의식에 각인되어 자연스럽게 행동으로 연결되고, 잠자던 유전자를 깨워 무한한 힘을 일으킨다는 말이다.

최근의 뇌과학계는 생각이 현실화되는 이유를 설명할 때, 세망신경계를 주목한다. 우리의 뇌에는 자신이 집중하는 생각에 초점을 맞추어 정보를 저장하는 세망신경계(RAS)가 있다. 학습, 자기통제, 동기부여 등을 관장하는 세망신경계는 우리가 접하는 수많은 정보를 분류해 중요한 것은 저장하고 하찮은 것은 삭제하는 역할을 한다. 만약 우리가 성공을 간절히 바라고 성공한 모습을 계속 상상한다면, 실제와 상상을 구분하지 못하는 뇌는 실제로 성공했다고 믿고, 성공과 관련된 정보만을 집중적으로 받아들이고 저장하게 된다. 그 결과 자신감이 생기고, 아이디어가 샘솟고, 예전에는 무심히 지나쳤던 기회를 보게 되고, 지혜로운 판단력이 생기게 된다. 성공과 관련된 정보는 하나도 놓치지 않고 온 힘을 다해 성공으로 다가가게 만드는 것이다.

상상하면 이루어진다. 오늘날의 과학은 우리가 집중하고 열망하는 생각이 생물학적 메커니즘을 통해 현실로 이어진다고 말한다. 그래서 나는 종종 생각한다. 희망을 잃은 불치병 환우들에게 즐거운 상상을 가르치는 병원을! 긍정적인 마음의 힘을 일깨우고 부정적인 마음을 밀어내어 행복한 이미지를 심으며 심신이 치유되는, 신나는 상상을 맘껏 하게 만드는 병원 말이다.

그 즐거운 투병의 치료율은 어떨까? 어쩌면 내가 기대하는 이상일지도 모른다. 적어도 환자에게 두려움과 절망을 주는 말을 서슴없이 하는 병원보다는 나을 것이다.

04

소록도 환우들을 그리며

어머니의 질병이 단지 몸의 문제만이 아니라는 것을 깨닫는 순간, 번개처럼 머리를 스치는 이들이 있었다. 세상과 동떨어진 섬에서 평생을 나병 환자로 살아온 소록도의 환우들이다.

그들을 만난 것은 지방 잡지사 기자로 일할 때였다. 당시 출입하던 시민단체인 '참길회'로부터 소록도 봉사활동을 함께 가자는 제안을 받았다. 참길회는 20여 년간 해마다 소록도를 방문해 나병 환우들에게 전문적인 봉사활동을 하고 있다.

출입 기자로 친분이 있던 참길회 회장님의 권유도 뿌리치기 힘들었고, 소록도 봉사활동이 어떻게 진행되는지도 궁금했다. 어쩌면 평생 세상과 단절된 채 병마의 고통 속에서 살아온 그들을 돕는다는 보람을 느끼고 싶었는지도 모른다.

봉사활동 기간이 마침 여름 휴가철이어서 나는 회사에 휴가를 냈고, 참길회의 주관으로 전국에서 모인 수백 명의 봉사자들과 함께 3박 4일 일정으로 소록도를 찾았다.

한반도의 남단에 위치한 소록도는 섬 전체가 병원이다. 국립소록도병원으로 불리는 그곳은 1916년에 문을 열었다. 나병 환자들이 생활하는 마을과 그들을 치료하는 병원 시설을 갖추고 있다. 처음에는 불모지인 섬이었으나, 그곳의 나병 환자들이 섬을 개척해서 사람이 살 수 있는 환경으로 만들었다.

'한센병'이라고 불리는 나병은 나균에 의해 전염되는 병으로 알려져 있고, 본병 외에도 여러 합병증을 수반하는 난치병이다. 의학이 발달한 오늘날에는 치료가 가능한 병으로 인식되고 있지만, 과거에는 전염성이 강한 불치병으로만 여겨져 환자를 철저히 격리 수용 하는 데만 급급했다.

소록도병원도 처음에는 치료라기보다는 격리 수용 차원에서 문을 열었고, 그곳 환자들은 질병의 고통에다 세상과의 단절이라는 이중의 고통을 감내하며 살아왔다. 세월이 좋아지면서 소록도병원도 치료나 복지 면에서 많이 개선되었고 육지 사람들도 왕래를 하고 있지만, 그곳 환자들은 여전히 세상과 동떨어진 그들만의 세계를 이루고 있다. 봉사단에서 준비해 대접한 팥빙수를 처음 먹어본다는 이들이 바로 소록도 환자들이다.

그곳의 나병 환자들은 대개 수십 년간 병을 앓아온 고령자들이다. 얼굴이 일그러져 있고, 신체 일부가 절단되거나 휠체어에 의지해 생활하는 이들이 대부분이다. 나는 육체적 고통과 극한 슬픔 속에서 평생을 살아온 그들이 삶에 지쳐 힘들어할 것이라고 여겼다.

그러나 그들을 만나면서 내 예상이 빗나갔음을 알았다. 처참한 외모와 달리 그들은 너무나 평온했다. 환자들과 조금만 얘기해보면 그들이 얼마나 불만과 절망을 모른 채 평화롭게 살고 있는지 느낄 수 있었다. 마치 무엇 하나 부족한 것 없는 환경에서 건강하고 행복하게 살아온 사람들 같았다.

평생을 섬에 갇혀 병마의 고통에 시달리고 사람들에게 손가락질을 당하고 가족들에게마저 외면당한 채 살아왔는데, 어떻게 저렇게 평온할 수 있다는 말인가. 그들의 평화로운 삶은, 건강한 사람은 행복하고 병든 사람은 불행할 것이라는 내 편견에 보내는 야유와도 같았다. 나는 그들을 도울 수 있고 '가여운' 그들은 도움을 받을 수밖에 없다는 건방진 우월감으로 봉사에 참여한 나는 그 예기치 못한 상황 앞에서 혼란스럽기만 했다.

행복한 나병 환우 순덕 할머니

나병 환우인 순덕 할머니는 내 어쭙잖은 동정심을 한없이 부끄럽게 만드셨다. 청소를 하고 말벗을 해드리기 위해 찾아간 환우들의 마을에서 순덕 할머니를 처음 뵈었다. 할머니는 어두운 눈으로 더듬더듬 양말을 깁고 계셨다.

"할머니, 안녕하세요. 제가 해드릴까요?"

"아, 그래. 당최 눈이 안 보여서……. 해마다 이렇게 와주고 너무 고맙네."

"저는 처음 온 거예요. 그런데 많이 불편하시지요?"

"별로 불편한 거 없어. 병들고 나이가 들어 이렇게 주변 사람들에게 자꾸 신세를 져야 한다는 게 불편하다면 불편한 거지. 다른 건 진짜 불편한 게 없어."

할머니의 말에서 의식적인 치레가 아닌 진심을 느낄 수 있었다. 나병으로 스물세 살에 강제로 소록도로 들어와 일흔을 바라보는 나이까지 질병의 고통을 지고 살아온 분이 크게 불편한 것이 없다니. 너덜너덜 떨어져 기울 데조차 없는 양말을 다시 깁고 있는데도 부족한 것이 없다니.

그것은 모진 세월을 살아온 이가 마침내 다다른 달관의 경지였는지도 모른다. 아니면 고통의 극에서 모든 욕망을 놓은 이가 얻은 무욕(無慾)의 경지였는지도. 그게 무엇이든지 간에 할머니가 보여준 어린아이처럼 맑은 마음과 수도승처럼 평온한 마음은, 불만과 욕심을 달고 사는 나를 한없이 부끄럽게 만들었다.

양말을 깁는 내 곁에서 내내 부채질을 해주시던 순덕 할머니는 고마운 손님에게 줄 선물이 없다며 아쉬워하다가 갑자기 서랍장을 열고 뭔가를 찾으셨다. 그리고 새하얀 양말 한 켤레를 꺼내셨다.

"이 섬에 들어오면서 내가 갖고 온 건데, 아낀다고 한 번도 안 신었어. 이거 선물로 줄게."

지금은 보기조차 힘든 나일론 양말 한 켤레와 부채를 선물이라며 내미셨다. 아까워서 신지도 못했다는 양말과 손에 달고 있던 부채. 그것이 할머니에게 얼마나 귀중한 것인지를 알기에 사양해야 하는 부담스러운 선물이었다. 하지만 결국 받을 수밖에 없었다.

"여기다 이름을 좀 적어봐. 건강하고 행복하게 살도록 기도해줄 테니까."

이 무슨 과분한 환대란 말인가. 자꾸만 흐르는 눈물을 감추지도 못하고 할머니와 작별을 했다. 봉사를 하기는커녕 그 무엇으로도 배울 수 없는 교훈을 나는 소록도 환우들에게서 얻었다.

인간의 행불행을 만드는 것은 마음이고, 무서운 질병의 굴레에서 자유로울 수 있는 것도 결국 마음이구나. 소록도 환우들은 비록 병들고 가난하고 세상과 단절된 채 살고 있지만, 세상 누구보다도 마음이 건강하고 행복하구나.

나는 큰 깨달음을 얻은 채 집에 돌아왔고, 순덕 할머니에게서 받은 부채와 양말을 잘 보이는 곳에 소중히 놓아두었다. 그들에게서 배운 것을 내내 잊지 않기 위해······.

그 후 세월은 빠르게 흘렀다. 바쁜 일상과 물질주의 세상에 휩쓸려 그들은 내 머릿속에서 조금씩 지워져갔다. 그리고 평생 간직하리라 여겼던 할머니의 귀한 선물도 이사하는 와중에 잃어버리고 말았다. 나는 마음의 그 위대한 힘을 잊고 다시 불만과 욕심을 이고 일상을 살아왔다.

잊고 지냈던 세월 저편의 소록도 환우들과 그들에게서 배운 깨달음이, 어머니가 암 진단을 받은 후에야 생생히 되살아났다. 나와 어머니의 고통과는 비교도 안 되는, 잔인한 질병의 굴레 속에서 살아온 그들의 행복한 모습이 떠오른 것이다. 나는 다시 고개를 들 수 없을 만큼 부끄러웠다. 봉사를 한답시고 찾아간 나병 환우에게서 오히려 아낌없이 받기만 했던 때처럼.

순덕 할머니는 살아 계실까? 그 '행복한' 나병 환우 할머니가 지금 너무 보고 싶다.

05

웃음치료 교실에서의 하루

생일 파티를 할 때처럼 풍선으로 장식된 방으로 들어섰다. 어머니와 함께 설레는 마음으로 찾아간 곳은 웃음치료 교실이다. 진정한 치유를 위해 어머니의 마음에 드리워진 그늘을 없애야 한다는 사실을 깨달은 후, 새롭게 웃음치료를 해보기로 한 것이다. 부푼 풍선만큼이나 우리의 마음도 기대감으로 꽉 차올랐다.

웃음의 치유력을 세계적으로 널리 전한 사람은 미국의 저널리스트 노먼 커즌스(Norman Cousins)이다. 강직성 교원염이라는 희귀병으로 죽음의 고통 속에 있던 커즌스가 마지막 희망으로 선택한 것이 웃음이다. 그는 코미디 영화를 계속 보면서 웃었고, 웃음을 통해 극한 고통을 벗고 건강을 되찾았다. 병을 이겨낸 후 그는 정식으로 의학을 공부해서 캘리포니아 의대 교수가 되었고, 웃음요법을 세계에 전파했다.

커즌스는 "생명이 본래 가지고 있는 웃음과 긍정을 회복하면 어떤 질병도 이길 수 있다"고 한다. 웃음과 긍정은 유효기간이 없는 최고의 약이라는 말이다. 그가 기적같이 치유된 후, 과학은 웃음의 임상효과를 본격적으로 해부하기 시작했고 많은 연구결과가 쏟아져 나왔다.

뇌 운동 가운데 가장 좋은 것으로 꼽히는 웃음의 의학적 연구결과를 종합해보면, 웃음은 스트레스 호르몬의 분비량을 떨어뜨리고, 내장과 근육이 운동한 효과를 주며, 심혈관 기능을 강화하여 혈액순환을 돕는다. 또한 통증을 줄이고 혈당을 저하시키며 면역기능을 강화한다.

캘리포니아 주 로마 린다 의과대학교의 병리학 교수인 리 버크의 연구결과에 따르면, 웃음을 통해 면역계의 중심인 백혈구와 면역글로블린이 증가하고 면역기능을 떨어뜨리는 아드레날린과 코르티솔이 저하되는 것으로 나타났다. 또한 암세포를 공격하는 NK세포가 활성화된다고 한다.

여러 문헌에서 웃음의 임상효과에 대한 정보를 얻은 나는 웃음치료가 어머니에게 긍정의 에너지를 줄 효과적인 방법이 될 것이라고 여겼다.

우리가 찾아간 웃음치료교실에서는, 웃는 얼굴이 아름다운 멋쟁이 선생님이 사람들을 반갑게 맞았다. 그녀는 정기적으로 웃음교실을 열어 심신이 불편한 이들에게 웃음을 만드는 교육을 하는 웃음치료 전문가이다. 사람들의 몸과 마음을 치료하는 의사나 다름없었다.

그녀가 정기적으로 운영하는 웃음교실은 토요일 오후에 열렸고, 대구를 비롯한 인근 지역에서도 사람들이 찾아왔다. 그날 모임에는 스무 명쯤 되는 수강생들이 참석했다. 부부가 함께 온 이들도 있고 편찮으신 부모님을 모시고 온 자녀도 있었다. 한눈에 봐도 환자로 보이는 수척한 분들도 계셨다.

건강해 보이는 사람들 역시 몸과 마음의 어딘가에 상처가 있는 이들일 것이다. 상처 없는 삶이 어디 있으랴마는, 마음의 상처를 치유하기 위해 웃음교실을 찾은 그들을 보면서 왠지 코끝이 찡해졌다.

둥글게 모여 앉은 수강생들은 선생님의 지도에 따라 웃는 연습을 했다. 억지로라도 웃는 연습을 하는 것이 웃음을 불러내는 길이기 때문이다. 선생님의 재미난 유머에 배를 잡고 웃기도 하고, 함께 게임도 하고, 춤도 추면서 즐거운 시간을 보냈다.

처음 웃음치료를 신청할 때는 어머니가 어색해하지 않으실까, 약간의 걱정을 했었다. 하지만 다른 사람들과 곧잘 어울리셨다. 원래 어머니는 사람들을 좋아하는 사교적인 품성을 타고난 분이시다.

그러나 연세가 들고 병까지 얻으신 후, 어머니는 좀처럼 밝은 모습을 보이시지 않았다. 그래도 천성이 사교적인 분이기에 처음 만나는 이들과도 잘 어울리셨고, 사람들 앞에서 한바탕 멋지게 춤도 추셨다. 가장 멋진 춤을 춘 사람에게 주는 상품도 받으셨다. 그 상품을 받으실 때, 가장 크게 웃으셨던 것 같다.

"엄마, 웃음교실 재밌지? 계속 다니자."

"그냥 한번 구경 간 거야. 이제는 안 갈란다. 억지로 웃는 연습을 하는 것도 좀 피곤하더라."

웃음치료를 마치고 난 어머니의 소감이다. 예상과 달리 반응이 시큰둥하셨다. 한 번 더 권했지만 마찬가지셨다. 어머니의 마음이 가장 중요하기 때문에 더 이상 권하지는 않았다.

그날 저녁, 어머니를 위해 흑백텔레비전 시절에 인기 있던 코미디 프로그램인 〈웃으면 복이 와요〉 비디오테이프를 틀어드렸다. 어머니를 웃게 만들 수 있는 방법을 궁리하다가, 며칠 전 방송사에 주문한 비디오테이프가 도착해서 보여드린 것이다. 지금은 노인이 된 원로 코미디언들이 앳된 모습의 청년으로 나와서 몸 개그를 선보였다.

"야, 정말 웃기지? 우하하하."

어머니는 옛 추억을 떠올리며 박장대소를 하셨다. 내 눈에는 유치해 보이는 몸 개그를 어머니는 신나게 웃으며 보셨다. 몇 번이나 다시 보기를 하고 같은 장면을 반복해 보시면서도 계속 폭소를 터뜨리셨다.

웃음과 즐거움의 대상이 사람마다 같을 수는 없다. 자신에게 가장 효과적인 웃음 만들기와 마음 평정법과 질병 치유법이 있게 마련이다. 그것을 찾는 것이 환자와 가족의 과제이리라. 그날 저녁, 유난히 웃음소리가 커서 옆집까지 전해지는 어머니의 웃음소리가 오래도록 담장을 넘어갔다.

"역시 배삼룡이야! 우하하하."

06

질병 치유로서의 책 읽기

　난치병에 걸린 어머니의 간병을 시작하면서 나는 직업이었던 여행글 집필 활동을 중단했고 자연히 사회활동도 접어야 했다. 어머니를 돌보고 병에 대해 공부하면서 치유법을 찾기에도 경황이 없었기 때문이다. 어머니에게 줄줄이 병이 이어진 후로는, 친지들에게 계속 걱정을 끼치는 것이 민망해서 연락을 끊고 지냈다.

　그 막막한 세월 동안 나는 줄곧 책으로부터 위로를 받았고 치유의 지혜를 얻었다. 책은 내게 친구이고 의사이며 영적인 스승이었다. 책이 없었다면 그 힘든 시련을 이겨낼 수 없었을지도 모른다.

　처음 책을 쌓아놓고 읽기 시작한 것은 질병에 대해 공부하기 위해서였다. 아토피, 중풍 그리고 암이 어떤 병이고 어떻게 하면 낫는지를 알려면 공부를 하지 않을 수 없었다. 주류 의학서와 비주류 의학서, 생활요법서 등을 두루 읽었고 질병을 이겨낸 사람들의 치유담도

보았다. 평소 같으면 눈길도 주지 않았을 기적의 완치담을 소개한 질병 치유서를 읽게 된 것이다. 그러면서 용기를 얻었고 희망을 키울 수 있었다. 계속되는 질병의 고통 속에서 휘청거렸던 내게 책의 저자들은 이렇게 말했다.

"죽음 직전에서 내가 살아났듯이 당신의 어머니도 분명히 나을 수 있어요. 이겨내지 못할 병은 없지요."

불치병을 이겨낸 사람들은 책을 통해 내 눈물을 닦아주고 어깨를 다독여주었다. 책이 전해주는 위로와 희망을 접하면서, 나는 난치병의 공포에서 벗어날 수 있었다.

나는 감동적으로 읽은 책 내용을 고스란히 어머니에게 전했다. 책을 읽지 않는 노인이신 어머니에게 내가 읽은 책 내용을 대신 들려드렸던 것이다.

'병원에서 낫지 못한다고 선고받은 어떤 환자가 말이야……' 로 시작되는, 불치병을 이겨낸 수많은 사람들의 이야기가 하나하나씩 어머니에게 전해졌다. 환자의 의지와 노력으로 그 어떤 불치병도 이겨낼 수 있다는 기적의 치유담을 어머니는 진지하게 들으셨다.

그들의 이야기를 통해 내가 위로를 받고 힘을 얻듯, 어머니도 마찬가지셨다. 계속되는 질병으로 우울하셨던 어머니는 조금씩 어두운 마음을 밀어내고 계셨다.

한번은 말기 암이라는 진단을 받은 시골에 계신 한 친구 분께 전화를 해서, 내가 어머니에게 들려드린 이야기를 그대로 전하시며 위로를 하시기도 했다.

"암이라고 두려워할 것이 전혀 없다. 암에 걸려도 즐거운 마음으로 지내면 얼마든지 건강하게 살 수 있어. 감사하고 즐거운 마음으로 살다가, 암이 자연적으로 사라진 경우도 많단다. 그러니 속을 끓이지 말고, 걱정거리는 다 털어내고, 편안하게 지내봐."

그 전화 통화에서 진심이 전해진 것은, 어머니의 마음이 절망을 걷어냈기 때문일 것이다.

치유의지를 북돋우는 기적의 치유담

어머니가 암 진단을 받은 후, 나는 수십 권의 암 관련 책을 읽었다. 그 가운데 특히 큰 힘을 준 책은 《암이 내게 행복을 주었다》이다. 일본 NHK 방송 프로듀서인 가와다케 후미오가 쓴 이 책은 불치 선고를 받은 암을 자연퇴축 시킨 환자들의 생생한 경험담을 담고 있다. '자연퇴축'이란 의학적 치료행위 없이 자연스럽게 악성종양이 사라지거나 작아지는 현상을 말한다.

자신이 암환자이기도 했던 저자는, 암도 자연치유 된다는 사실을 알리기 위해 많은 환자들의 경험담을 토대로 TV 프로그램을 만들어 사람들의 주목을 끌었으며 책으로도 펴내게 되었다.

"세계 각국의 연구사례를 살펴보면 의사가 포기한 악성 말기 암조차도 훌륭하게 치유된 예가 많이 있다. 이 모든 사례는 마음가짐을 새롭게 하고 스트레스 대처방법을 발견하며, 인생의 의미를 되새겨

본다거나 식이요법을 병행하는 등 환자 자신이 다양한 노력을 한 끝에 인간 한 사람 한 사람이 가지고 있는 본래의 자연치유력을 일깨운 결과이다. 더욱 멋진 일은 암으로부터 되살아난 사람들 모두가 한결같이 암이라는 끔찍한 체험을 계기로 병을 얻기 전보다 훨씬 더 기쁨에 충만한 인생을 살고 있다는 사실이다. 암에 걸린 사실을 인생의 실패로 생각하기보다는 오히려 암이 인생 최고의 선물이었다며 감사하고 있다."

불치라고 선고받은 암에서 살아난 많은 환자들을 만나 취재를 하면서, 저자는 암도 자연스럽게 나을 수 있다는 사실을 확인했다고 한다. 생명의 소생력과 마음의 위대함을 알게 되었고, 그 힘이 무한하다고 확신하게 되었다는 말이다.

또한 저자는 오늘날 암 치유를 방해하는 것 가운데 '암은 곧 죽음' 혹은 '암은 불치병'이라는 사회적 편견이 큰 몫을 차지한다고 지적한다. 의사, 대중매체, 환자 본인과 주변 사람들로 인해 형성된 그릇된 인식이 암 치유를 방해하고, 그로 인해 굳어진 고정관념이 암을 낫기 힘든 병으로 만든다는 주장이다.

"암은 반드시 낫는다. 한 사람이라도 전례가 있다면 당신은 그 두 번째 사람이 될 수 있다. 만약 전례가 없다면 당신이 바로 첫 번째 사람이 되어 전례를 남길 수 있다."

환자 스스로의 힘으로 암을 물리칠 수 있다는 저자의 설득력 있는 주장과 수많은 환자의 취재담은 내게 더없이 큰 위로가 되었고 강한 희망을 안겨주었다.

　이 책에 소개된 암을 이겨낸 사람들의 치유담을 접하며 나는 마음의 중요성을 더욱 주목하게 되었다. 그 뒤부터 정신의학과 심리요법 관련 책들을 읽기 시작했다. 마음의 중요성을 전하는 마음 치유서들은 내게 질병의 치유뿐 아니라 영적인 에너지를 주기도 했다.

　특히 《마음의 의학과 암의 심리 치료》, 《마음의 치유》, 《마음의 기적》 등에서 감동을 받았다. 《마음의 의학과 암의 심리 치료》를 저술한 칼 사이몬튼(Carl Simonton)은 방사선 종양학자로서 현대의학을 전공한 의사이다. 그는 질병을 몸의 일부 문제로 인식한 현대의학적 시각을 벗고, 몸과 마음의 관계를 조명한 심신의학의 개척자이다. 사이몬튼 암센터를 운영하는 저자는 질병의 원인인 감정을 다스리는 치료법인 사이몬튼요법을 통해 환자를 치료하고 있다.

　"강한 스트레스를 경험한 후 질병이 나타나는 경향이 있다는 사실은 오래전부터 많은 의사들이 관찰해왔다. 심리적인 갈등을 경험한 후 주로 발병한다고 알려진 궤양, 고혈압, 심장병, 두통뿐 아니라 전염병이나 요통, 사고 등도 증가한다는 사실을 주목해왔다."

　가족의 죽음, 이혼, 실직, 원만하지 못한 대인관계 등의 심리적 스트레스가 발병 원인이 된다는 지적이다. 그래서 자신의 심리 상태와 질병 관계를 이해하는 것이 건강회복의 첫걸음이라고 한다. 감정과 마음을 잘 다스리는 것이 모든 병의 치유에서 필수 과제라는 말이다.

　질병 치료에서 마음의 중요성을 강조하는 사이몬튼요법에서는 이미지요법을 적극 활용한다. 이미지요법은 자신이 원하는 바를 머릿속에서 선명하고 구체적으로 그리는 상상훈련이다. 암환자를 위해 개발된 이미지요법을 보면 먼저 호흡에 집중하면서 몸을 최대한 이완시킨 후 암이 치유되는 모습을 단계적으로 상상하는 과정으로 구성되어 있다.

"자기 체내의 백혈구가 암세포의 소굴이 되어 있는 곳으로 들어와 이상 세포를 발견하고 파괴하는 모습을 머릿속으로 그린다. 체내에는 백혈구라는 방대한 아군이 있다. 그들은 강력하고 공격적이며 빠르고 빈틈없다. 그 백혈구의 군단과 암세포는 비교가 되지 않는다. 백혈구가 언제나 이긴다. 또한 몸의 증상이 약해지는 모습을 그린다. 죽은 암세포가 백혈구에 실려서 간과 신장을 통해 몸 밖으로 배출되고, 똥오줌이 되어 배출되는 모습을 그린다."

암세포를 물리치는 이미지를 하나하나 떠올리면 된다. 암이 소멸되고 자신의 몸에 에너지가 넘치며, 가족의 사랑을 받고 자신의 꿈을 이루는 즐거운 모습을 단계적으로 그리는 것이다. 암이 치유되는 모습은 자신이 공감하기 쉬운 방식으로, 이를테면 밝은 햇빛이 체내 암세포를 깨끗이 녹이는 모습이나 파도가 밀려와 암세포를 씻어내는 모습 등을 자유롭게 선택하면 된다.

이미지요법은 암뿐만 아니라 모든 환자들이 자신의 질병에 맞도록 이미지를 만들어 활용하면 치유에 도움이 된다고 한다. 저자는 환자들에게 체내 암세포를 물리치는 상상훈련을 통해 실제 암을 치유하는 기적 같은 치료 사례를 계속 전하고 있다.

프랑스의 심리치료사인 기 코르노(Guy Corneau)가 쓴 《마음의 치유》는 질병을 통해 자신의 내면과 인생을 돌아보는 진정한 치유의 길을 제시한다. 그는 스스로 발작을 일으키는 궤양성 결장염으로 죽음의 문턱을 넘나들며, 자신의 마음을 치유하기 위해 첫발을 내디뎠다.

저자는 자신의 고통스러웠던 경험과 정신의학자, 심리치료사의 다양한 연구사례를 예로 들며 질병의 증상만 없애는 데 그칠 것이 아니라 그 원인인 마음의 상처를 치유해야 한다고 강조한다. 질병을 단지 육체적 차원으로만 인식해서는 진정한 해결책을 찾을 수 없다는 것이다.

이 책은 우리 몸이 마음과 인생을 대하는 전반적인 태도를 반영하는 거울이며, 질병은 자신에게 어떤 메시지를 전하려는 몸의 신호라는 사실을 강조한다. 마음의 상처, 좌절된 꿈, 누군가에 대한 분노, 세상을 보는 부정적인 시각 등 마음의 문제를 바로잡을 때 비로소 몸의 건강을 완전히 회복할 수 있다는 것이다.

"진정한 치유는 자신과 인생의 관계를 인식하고, 자기 자신은 존재하는 모든 것과 분리될 수 없는 하나라는 사실을 인식하는 데서 비롯된다."

질병을 통해 자신이 지금까지 살아온 인생을 돌아보고, 자신의 내면에 존재하는 근본적인 문제를 끌어내어 그 해법을 찾아야 한다는 말이다. 이 책에는 마음의 문제를 해결해서 난치병을 이겨낸 많은 사람들의 이야기가 나온다. 그들을 통해 육체적인 고통이 어떻게 마음을 보게 하고 정신적인 도약으로 이끄는지를 설명한다.

세계적인 대체의학자인 디팩 초프라가 쓴 《마음의 기적》 역시 마음의 힘을 일깨우는 좋은 책이다. 하버드 의대 출신의 엘리트 의사였던 저자는 외면적인 성공에도 불구하고 건강하지 못하고 성취감이 없는 생활에 회의하다가, 고대 인도의 치유 의학인 아유르베다를 연구하여 현대의학과 접목시킨 심신의학자이다.

의사들이 주로 질병 그 자체나 질병을 일으키는 메커니즘에 대해 연구했다면 저자는 생각의 변화가 우리 몸의 뇌와 세포에 있는 호르몬과 화학물질에 직접적인 변화를 일으킨다는 사실에 주목했다.

"행복한 느낌은 뇌에서 생화학적 변화를 일으켜 몸의 생리에 심오하고 유익한 영향을 미친다. 반면에 슬픔과 걱정, 우울한 생각은 뇌 안에서 몸의 생리에 해로운 영향을 미치는 화학작용을 일으킨다. 생각은 뇌에서 화학작용을 일으키는데, 이때 뇌에서 만들어지는 화학물질을 신경전달 물질이라고 한다. 이들 신경전달 물질의 비율은 사람의 기분에 따라 달라진다. 생각을 통한 화학작용은 뇌 전체의 다양한 장소, 이를테면 시상하부와 뇌하수체에서 일어나는 호르몬 분비에 영향을 미치며 이 호르몬들은 인체의 각 기관에 메시지를 전달한다."

몸과 마음의 연관성을 강조하는 저자는, 생각이 곧 우리 몸의 면역계에 큰 영향을 미친다고 말한다. 질병이란 마음의 상태가 생리적으로 해로운 변화를 통해 스스로를 표현하는 것과 다름없다는 뜻이다. 긍정적이거나 부정적인 감정과 생각이 육체의 건강에 어떤 영향을 미치는지를 환자들의 다양한 치료 사례들을 통해 설명한다.

"마음은 세계의 창조적인 원천이다. 우리의 모든 실재는 우리로부터, 즉 실재에 대한 우리의 생각과 관념으로부터 생겨난다."

우리에게는 자신이 원하는 것을 이루는 데 필요한 모든 힘이 있다고 말하는 저자는 이 책을 통해 '낫고자 하면 낫는' 자기 치유의 세계를 보여준다.

마음의 힘을 키우는 독서요법

책을 통해 희망과 치유의 힘을 얻어온 나는, 그것이 대안의학의 하나인 독서요법이라는 사실을 나중에야 알았다. 독서요법은 좋은 글을 읽으며 마음을 다스리고, 더불어 질병 치유를 돕는 치료법이다. 마음의 치료제로 독서를 이용하는 것이다.

경험을 통해 독서요법의 가치를 알게 된 나는 주위의 난치병 환우들에게 책을 자주 권하거나 선물했다. 나와 어머니가 그랬듯이, 그들 역시 좋은 책을 통해 마음을 추스르고 치유의지를 키웠다.

환자의 치유를 돕는 것이 어디 독서요법뿐이랴. 세상에는 많은 치료법이 있다. 좋은 글을 읽고 치유의지를 부추기는 독서요법이든, 마음의 평화를 찾아 치유력을 높이는 명상요법이든, 믿음의 힘으로 긍정적인 감정을 불어넣는 기도요법이든, 애완동물을 기르며 치유력을 높이는 동물요법이든, 식물을 기르며 치유력을 높이는 원예요법이든, 그림을 통해 심리를 표현하고 치유력을 높이는 미술요법이든, 음악을 통해 치유력을 높이는 음악요법이든, 글쓰기를 통해 감정을 털어내고 정화하는 작문요법이든, 사랑을 실천하며 치유력을 높이는 봉사요법이든 마음의 그늘을 없애고 긍정적인 감정을 만들 수 있는 것이라면 모두 좋은 치료법이리라.

거창하게 무슨 요법이라고 불리지 않아도 자신의 질병을 잠시라도 잊게 해주고 즐거움을 준다면 훌륭한 치료법이다. 청소에 몰두하면 어지러운 마음이 함께 정리된다는 사람에게는 청소가 좋은 치유법이 될 것이다.

병원이라는 한정된 공간에서는 의학적 치료법이 제한되어 있고 치료율도 한계가 있을 것이다. 그러나 이 세상에는 무수히 많은 치료법이 널려 있다. 환자에게 마음의 평화와 기쁨을 주는 모든 것이 다 좋은 치료법이다.

07

도토리 다섯 알

　어머니가 암 진단을 받은 이듬해, 우리 집은 이사를 했다. 자기원을 걸어 다닐 수 있는 가까운 거리에 마당이 있는 작은 집을 구했다. 연립주택인 빌라에 살다가 마당이 있는 단독주택으로 옮긴 것이다.
　이사를 온 동네에는 집 뒤편으로 숲이 우거진 범어산이 있고 산책할 수 있는 공원도 있다. 집은 오래되어 낡기는 했지만 햇볕이 잘 들고 2층에도 큰 방이 있어서 조용하게 일하기에 좋다.
　아래층에는 방이 세 개 있고 문간방은 아흔넷 되신 할머니 한 분이 세를 들어 사신다. 문간방은 주방이 별도로 있고 대문도 따로 나 있어서 할머니를 자주 뵐 수는 없다. 그래도 같은 집에 사는 새로운 식구가 생긴 셈이다. 스무 평 가까이 되는 마당에는 큰 석류나무와 작은 소나무가 멋스럽게 자라고, 채소며 화초를 심을 수도 있다.
　새로 이사를 온 집은 어머니의 생활에 여러모로 유익한 삶터이다.

뒷산과 공원의 산책로는 어머니가 운동하시기에 그만이다. 아침마다 어머니는 공원으로 운동을 나가신다. 그곳에서 할머니들과 어울려 체조도 하시고 노래도 부르신다.

집 옆의 공원은 정식 이름이 '대구어린이대공원'으로 낮에는 소풍 온 아이들이 많고 밤에는 산책이나 운동하는 주민들이 많다. 여름밤이면 더위를 피해 사람들이 공원으로 모여든다. 가로등 아래 자리를 깔고 모인 할아버지들은 장기를 두시고, 누군가는 큰 느티나무 아래서 멋지게 피리를 불고, 아이들은 바람을 가르며 자전거나 인라인스케이트를 타고 논다.

산을 끼고 있는 우리 동네는 대도시답지 않게 공기가 맑다. 특히 새벽공기는 맑고도 달다. 푸른 잎이 무성한 나무가 많아 푹푹 찌는 여름에도 청량한 기운이 감돈다. 무성한 숲의 혜택을 톡톡히 누리는 셈이다. 앙상한 겨울 산을 보는 것도 운치가 있다. 숲 속의 마른 가지 위로 하얀 눈이라도 쌓이는 날이면 산촌에서나 볼 수 있는 아름다운 설경이 펼쳐진다.

산에서 사는 다람쥐가 가끔씩 산을 이탈해서 집 주위까지 오기도 한다. 봄과 여름에는 소쩍새의 울음소리도 들을 수 있다. 도시에서는 좀처럼 들을 수 없는 소쩍새 소리를 들으면서 잠을 청할 때는, 설명할 수 없는 평온함이 가슴으로 밀려든다.

봄이면 어머니는 산에 지천으로 자라는 냉이며 쑥을 캐러 다니신다. 어머니가 손수 캐신 무공해 봄나물이 맛나게 무쳐져 밥상 위에 오른다. 여름에는 간간이 매실이나 살구를 주울 수 있고 가을에는 도토리나 탱자를 주울 수도 있다. 물론 산에서 도토리나 탱자를 전문적으로 채취하는 사람들이 있기 때문에 쉽게 눈에 띄지는 않는다.

어느 날 어머니와 나는 산으로 산책을 갔다가, 실한 도토리 다섯 알을 주웠다. 어머니는 도토리묵을 직접 만들어 먹던 시절을 떠올리시며 매우 기뻐하셨다. 도토리를 많이 모아서 묵을 만들자고 하시기까지 했다. 묵을 만들려면 적어도 몇 그릇은 모아야 할 텐데, 겨우 다섯 알이라. 아무렴, 어떠랴. 꿈을 꾸는 것인데. 그러나 도토리를 전문적으로 따는 사람들이 많아서 그 뒤로 우리는 도토리를 줍지 못했다.

뒷산에서 주운 도토리는 겨울 내내 테이블 위에 놓여 있었다. 비록 묵을 만들지는 못했지만, 그 도토리 다섯 알은 어머니를 아름다운 추억 속으로 이끌며 반짝반짝 빛나고 있었다.

08

종훈아, 사랑해!

"종훈아, 사랑해!"

이종훈은 좀처럼 애정 표현을 하지 않으시는 어머니가 사랑한다는 말을 쏟아내는 유일한 대상이다. 올해 다섯 살인 녀석은 내 남동생의 아들이자 어머니의 금쪽같은 손자다. 또래 아이들처럼 시시때때로 울고 떼를 쓰고 집 안을 어지럽히는 개구쟁이다.

하지만 녀석은 해맑은 모습으로 온 집안 식구의 사랑을 독차지하는 귀염둥이다. 나무에게도 말을 걸고 무당벌레와도 노는 녀석을 볼 때면 동화 속의 '어린 왕자'를 보는 것처럼 미소가 절로 떠오른다.

종훈은 5년 전, 어머니가 암 진단을 받은 직후에 태어났다. 출산을 앞둔 올케를 보기 위해 파주에 사는 동생네로 가신 어머니는 그곳에서 암이 의심된다는 1차 진단을 받으셨다.

정기 검사를 받는 며느리를 따라간 산부인과 병원에서, 어머니는 속옷에 몇 차례 혈액이 묻어난 적이 있다는 말씀을 하셨고, 올케의 권유로 예정에도 없는 검사를 급작스레 받으셨다. 무심히 받은 검사였지만, 그 결과는 암이 의심된다는 충격적인 것이었다.

그 후 어머니는 대구 집으로 돌아오셨고, 대학병원의 정밀 검사를 통해 암이라는 최종 진단을 받으셨다. 그 절망적인 순간에 조카 종훈이 태어났다. 자기원에 다니기 시작할 무렵이었는데, 갑자기 암환자가 되어 정신이 없으셨던 어머니를 대신해서 구한서 원장님께서 '종훈'이라는 이름을 지어주셨다. '가문을 빛낼 훌륭한 사람'이라는 의미이다. 원장님을 존경하는 어머니는 종훈이 뛰어난 인재가 될 것이라고 굳게 믿고 계신다.

어머니는 손자가 태어나면 동생네로 이사를 가서, 맞벌이 부부인 동생 내외를 대신해 아이를 맡아 키워줄 생각을 하고 계셨다. 그러나 암환자가 되고 나니, 어쩔 수 없이 대구 집에서 치료에 전념하실 수밖에 없었다. 어머니는 하루아침에 암환자가 되었다는 절망 속에서도, 손자를 봐줄 수 없다는 것을 계속 안타까워하셨다.

갓난아이 종훈은 무럭무럭 자랐고 어머니의 눈부신 희망이자 삶의 기쁨이 되었다. 어머니는 손자에게 무한대로 사랑을 쏟으셨고 말도 못하는 갓난아이에게 "종훈아, 사랑해!"라며 살갑게 애정표현을 하셨다.

평소 정이 많으시지만 잘 표현하시지 않는 어머니가 사랑한다는 말씀을 계속하는 것을 보면서 조금은 낯설기도 했다. 그러나 손자에 대한 할머니의 사랑, 아니 혈육에 대한 부모의 사랑이 얼마나 크고 넓은지를 가늠할 수 있어서 가슴이 먹먹해졌다. 내가 갓난아이였을 때도 어머니는 저렇게 사랑을 쏟으셨겠지.

손자를 만나는 날이면 어머니는 어디서 그렇게 기운이 나시는지, 녀석이 먹을 음식을 장만하고 먹이고 업어주고 놀아주면서 에너지가 넘치셨다. 퍼내고 퍼내도 마르지 않는 샘물처럼 녀석에게 사랑을 쏟으셨다. 너무 무리하게 아이를 보는 모습이 걱정이 되어, 좀 쉬시라고 해도 전혀 통하지 않았다.

미소가 떠나지 않는 어머니의 밝은 모습에서 손자에 대한 무한한 사랑이 육체적 피로를 능가하는 치유 에너지를 낼 것이라고 여겼다. 누군가에게 조건 없이 사랑을 준다는 것이 얼마나 생명력을 북돋우는 것인지를 이미 듣고 보고 경험한 터이기에, 어머니의 끔찍한 손자 사랑도 치유력을 높일 것이라고 믿었다. 어머니가 힘들 때 태어나준 녀석을 고마워하면서!

할머니의 위안이 되어야 하는 사명을 가지고 태어난 종훈은 튼튼하게 자라주었다. 방긋방긋 웃으며 누워 있기만 하던 녀석이 발에 힘을 주고 일어나 아장아장 걷기 시작했고, 이제는 재빠른 다람쥐마냥 날쌔게 뛰어다닌다.

무슨 말인가를 옹알거리던 녀석이 제 부모의 집중적인 교육으로 "할머니"라는 말을 빨리 배웠고, "사랑한다"는 말도 바로 익혔다. 그래서 어머니의 컨디션이 좋지 않거나 걱정거리가 있을 때는, 어김없이 전화를 해서 "할머니, 사랑해요"라는 말을 한다.

녀석이 전하는 사랑의 말을 들은 어머니는 언제 걱정거리가 있었냐는 듯 밝아지신다. 효과 만점의 약 처방인 셈이다. 시원찮은 발음으로 옹알거리던 녀석의 말도 차츰 또렷해졌고, 얼마 전부터는 신나는 일이 생기면 전화기에 대고 온갖 수다를 떨기도 한다.

물론 아직 어린 종훈이 자발적으로 할머니에게 전화를 하지는 않는다. 어머니의 심기가 불편해 보이면 나는 올케에게 전화를 넣어달라는 휴대전화 메시지를 보낸다. 그러면 올케는 녀석을 구슬려 할머니께 전화를 하도록 만든다.

녀석을 설득하기 위해서는 평소에 잘 먹이지 않는 초콜릿을 써야 한다. 초콜릿을 준다는 말에 혹해서 할머니께 순순히 전화를 하고 제 엄마가 시키는 대로 재롱을 부리는 것이다. 언제부터인가 뭔가를 먹고 싶을 때면 할머니께 전화를 할 테니 사달라는 식으로 협상을 할 만큼 꾀가 늘었다. 초콜릿을 먹을 요량으로 전화를 하는 것이라고 해도 기특하기만 하다.

"할머니, 사랑해요. 뽀뽀, 쪽쪽."

오늘도 녀석에게서 전화가 왔다. 밤톨만 한 녀석의 갖은 애정공세에 어머니는 벙글벙글 웃으신다. 어머니에게 녀석은 부작용 없는 항암제이고 귀하고 값진 보약이며 슈퍼 멀티 비타민이다. 세상에서 가장 좋은, 사랑이라는 재료로 만든 효과 만점의 약이다.

09

삶을 구원할 위대한 동력

사랑의 힘은 언제나 위대하다. 없는 기운도 나게 하고 구겨진 마음도 말끔하게 펴주고 절망적인 삶을 구원하기도 한다. 어머니가 손자에게 아낌없이 사랑을 쏟으시고 그 사랑의 힘으로 더욱 치유력을 얻으시는 것처럼. 이것은 비단 손자와의 사랑만을 말하는 것이 아니다.

어머니는 다소 다혈질의 성격이셔서 불의를 보면 곧잘 언성을 높이신다. 그러나 사람을 좋아하는 천성이시라, 어려운 이들을 보면 한없이 정을 쏟으신다. 특히 동네 어려운 이들에게 늘 마음을 쓰시는 편이다. 이사 오기 전에도, 고물을 주워 생계를 꾸리는 한 할머니를 각별히 보살피셨다.

현재 살고 있는 집의 문간방에는 아흔넷의 할머니 한 분이 살고 계신다. 외롭게 사는 어려운 이들에게 유달리 정을 쏟으시는 어머니의 관심이 자연스레 할머니께 향했다.

머리카락이 완전히 백발인 문간방 할머니는 그 연세에도 혼자 밥을 해 드시면서 정정하게 지내신다. 대문을 따로 쓰는 탓에 잘 뵐 수는 없다. 늘 조용히 계시고 집 밖으로 잘 나오시지도 않는다. 방에서 텔레비전을 보시거나 기도를 하면서 지내신다. 자손들이 무탈하고 행복하게 해달라고, 당신이 아프지 않고 살다가 편안히 세상을 떠나게 해달라고 기도를 하신단다.

젊은 시절에는 좀 여유 있게 사셨다는 문간방 할머니, 할아버지가 오랫동안 병을 앓으시면서 재산을 전부 치료비로 날리셨다고 한다. 할아버지가 돌아가신 후로는 자식들에게 의지하기가 불편해 혼자 사시는 것이다.

넉넉지 않은 살림에, 고령으로 혼자 지내시다 보면 외롭고 우울할 수도 있는데, 할머니는 늘 평안해 보이신다. 그 평온한 마음이 지팡이를 짚어야 걸을 수 있는 연세에도 건강하게 사시는 비결이리라.

혼자 살고 계신 문간방 할머니께 늘 마음을 쓰는 어머니는 특별한 음식이라도 하는 날이면, 가장 먼저 할머니께 나누어드린다. 그리고 편찮으신 데가 없는지 자주 들여다보고, 불편한 점이 있으면 두 팔을 걷어붙이고 해결해주신다. 덕분에 내가 해야 할 일이 많다.

"할머니가 손목이 아프시다고 하는데, 자석을 좀 붙여드려라."

"문간방 냉장고가 고장인데, 고치는 데를 알아보고 사람 좀 불러오너라."

"할머니가 모기향을 피우고 주무시는데, 계속 기침을 하시네. 모기장을 사와서 좀 쳐드려라."

어머니는 내게 계속 여러 주문을 하신다. 문간방 할머니를 챙기는 것이 어머니의 의무가 되신 듯하다.

정이 많은 어머니는 집에서 떡이라도 하는 날이면 어김없이 동네 어려운 이웃들에게 돌리신다. 그러면서 늘 흐뭇해하신다. 교통비를 줄이기 위해 한두 정거장은 걸어 다니고, 전기세를 줄이기 위해 거실의 조명등을 반만 켜고, 세탁기를 사용하기보다 손빨래를 자주 할 만큼 알뜰하신 어머니가 어려운 이웃을 돕는 일에는 누구보다도 적극적이시다.

어머니는 그렇게 정을 나누시면서 그 사랑의 힘으로 다시 삶의 탄력을 얻으신다. 인간은 사랑을 받지 못해 불행한 것이 아니라, 사랑을 주지 않아 불행한 것이라고 하지 않던가. 줌으로써 받고 받음으로써 주게 되는 것이 사랑이리라.

사랑은 질병 치유에도 강력한 힘이 된다. 사랑의 의학적 효과를 입증하는 연구결과는 많다. 스탠퍼드대학교의 크리스토퍼 코 박사는 새끼 원숭이를 어미에게서 떼어놓으면 면역력이 약해진다는 연구결과를 발표했다. 반대로 어미 원숭이의 사랑을 받게 하자 엔도르핀이 증가하여 통증에 잘 견디고, 감기에도 강한 것으로 나타났다. 피부 접촉, 포옹, 사랑받고 있다는 확신 등이 면역력을 높인 것이다.

하버드 의과대학의 데이비드 맥클랜드(David McClelland) 박사는 사랑의 감정을 느끼는 것이 인체에 어떤 변화를 주는지를 실험했다.

실험에 참가한 이들에게 환자를 사랑으로 보살피는 마더 테레사의 다큐멘터리를 보여주었다. 영상물을 보고 난 이후, 그들의 타액에 포함된 면역글로불린 A의 수치가 현저하게 상승한 것으로 나타났다. 면역글로블린 A는 감기와 같은 감염에 대항하여 활동하는 면역체이다.

맥클란드 박사는 또 다른 실험을 통해 누군가로부터 사랑받았던 순간이나 사랑하는 이들을 떠올리게 했고, 사랑의 기억을 떠올리자 역시 면역기능이 활성화된다는 연구결과를 발표했다. 사랑의 감정을 느끼는 것만으로도 면역력이 강화된다는 것을 증명한 셈이다.

미국의 외과의사이자 심신의학자인 버니 시겔(Bernie Siegel)은 "사랑은 모든 것을 치유하므로 환자들에게 사랑하는 법을 가르치면 병이 치유된다"고 한다. "무조건적인 사랑은 면역계의 가장 강력한 자극제"라고 말하는 그는 《사랑은 의사》라는 저서를 통해 사랑의 힘으로 불치병을 이겨낸 많은 환자들의 이야기를 전한다.

이 책에 소개된 어느 말기 난소암 환자의 경우는 온전히 사랑의 힘으로 불치병을 이겨낸다. 악성종양이 폐와 복부까지 전이되어 1년을 살기 힘들다고 진단받은 그녀는 아무런 치료를 받지 않고 남은 생을 타인을 도우며 살겠다는 마음으로 봉사를 실천했고, 6개월 만에 종양이 완전히 사라지는 기적을 낳았다. 시겔 박사는 참다운 사랑과 영성을 찾아서 난치병을 치료한 많은 사람들의 임상사례를 전하며 사랑의 생리학적 기능을 강조한다.

일본의 큐슈 의과대학 유키로 이케미 교수의 〈암의 자연퇴화에 대한 연구〉에서도 비슷한 사례를 볼 수 있다. 이 보고에 소개된 어느 위선암 환자의 경우, 의학 치료를 포기하고 남은 생을 종교생활과 봉사활동에 전념하기로 마음먹었다. 사원에서 열심히 봉사활동을 하며 지냈는데, 4년 후 병원에서 암이 자연퇴화 되었다는 검사 결과를 얻었다. 질병에 휘둘리지 않는 평온한 마음과 사랑이 질병 치유에서 더 없이 중요하다는 것을 말해주는 치유담이다.

병원에서 불치병으로 얼마 살지 못한다는 진단을 받는다고 해도, 결코 절망할 필요가 없다. 인간은 모두 언제 죽을지 모르는 시한부의 삶을 산다는 사실을 받아들이고, 그 순간부터 새로운 삶을 시작하면 된다. 심신을 옭아매는 불치병이라는 존재는 잊고, 어떻게 하면 평온한 마음으로 사랑하며 살 것인지를 생각하자. 불치병은 세상과 화해하고, 마음에 사랑을 채우라는 메시지쯤으로 받아들이면 된다. 진정 평화와 사랑으로 충만한 삶을 만들 수 있다면 밀어내지 못할 병은 없을지도 모른다.

서양 약리학의 아버지라 불리는 의학자 파라셀수스(Paracelsus)는 "치유의 주된 목적은 사랑"이라고 한다. 누군가에게 조건 없이 사랑을 주고 서로 사랑의 마음을 나눌 수만 있다면 우리 삶은 분명 건강하고 행복할 것이다. 그런 사실을 나는 어머니를 통해 그리고 자기원 환우들을 통해 내내 확인할 수 있었다.

6장

마법 같은
기적의 키워드

01 _ 식물을 기르는 즐거움

02 _ 병을 치유하며 삶을 치유

03 _ 기적의 시크릿

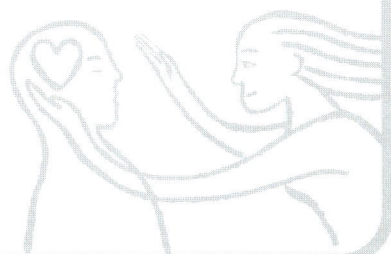

▶ 평범한 우리 모두는 마음과 삶을 바꾸어 기적을 일으킬 힘이 있다.
  그것이 불치병을 이겨내는 것이든, 성공신화를 만드는 것이든,
  숨은 천재성을 끌어내는 것이든, 진정한 행복을 찾는 것이든.

01

식물을 기르는 즐거움

 아토피를 이겨내신 후 어머니는 다시 출장요리 일을 하고 싶어 하셨다. 그러나 잔치 음식 준비는 신경 쓸 일이 많을뿐더러 한꺼번에 일이 몰려서 과로를 하기가 쉬웠다. 게다가 어머니는 한번 일을 맡으면 물불을 안 가리고 매달리시는 분이라 아무래도 무리였다.

 그래서 생각한 것이 즐겁게 몰입할 수 있는 취미생활이다. 마당이 있는 집으로 이사를 온 것은, 어머니께 화초와 채소를 키우시도록 권하고 싶었기 때문이다. 계획한 대로 우리는 이사 온 첫해에 상추며 고추, 깻잎, 열무, 방울토마토를 마당에 심었다. 텃밭 농사에 대한 지식이 전혀 없던 터라, 책이나 인터넷으로 자료를 찾아보며 채소 가꾸기를 시작했다.

 마당에 뿌린 씨앗이나 모종은 신기하게도 쑥쑥 자랐다. 작은 씨앗이 흙을 뚫고 나와 싹을 틔우고 무럭무럭 자라는 것을 지켜보면서 감탄하지 않을 수 없었다. 어머니는 곧장 식물을 기르는 재미에 빠져드셨다.

이사 온 동네에는 마당이며 텃밭에 채소를 기르는 할머니들이 많이 계셨다. 어머니는 이웃 할머니들을 통해 원예 기술을 빨리 배우셨고, 1년이 지나자 거의 도사 급 원예가의 경지에 오르셨다. 어머니는 즐겁게 식물을 기르시면서 삶의 활기를 되찾으셨다. 비로소 기쁘게 몰입할 수 있는 새로운 일거리를 찾으신 것이다.

이사 온 이듬해부터는 꽃도 심었다. 봉선화와 백일홍, 국화, 채송화를 시작으로 마당에 꽃이 조금씩 늘어났고 1년 뒤에는 온갖 종류의 꽃들로 넘쳐났다. 우리 집 마당은 한겨울을 제외하고는 늘 꽃이 만발한 꽃밭이 되었다.

나는 어머니가 꽃을 좋아하신다는 사실을 그제야 알았다. 어머니에 대해 많은 것을 모르고 있다는 사실이 무안하기만 했다. 얼마나 꽃을 좋아하시는지, 그 어려운 외국 꽃 이름을 척척 외우시기까지 했다. 평소 외래어라면 아무리 설명해도 잊어버리시는 어머니가 아젤리아, 아마릴리스, 사피니아, 팬지, 데이지, 란타나, 가자니아, 만데빌라, 에니시다, 데모르, 부겐벨리아, 마거리트, 카랑코에 등 나도 기억하기 힘든 꽃 이름을 줄줄이 외우셨다. 애정이 없이는 불가능한 일이리라.

어머니는 아침에 눈을 뜨자마자 마당으로 나가셔서 녀석들을 꼼꼼히 살피신다. 밤에 굵은 빗발이라도 떨어지면 주무시다가도 마당에 나가셔서 여린 놈들은 처마 밑으로 옮기거나 큰 우산을 씌워주신다.

어머니의 각별한 화초 사랑을 알게 된 동생은 대구 집에 올 때마다 어머니를 모시고 대구 외곽에 위치한 화훼단지에 다녀온다. 꽃을 전문적으로 판매하는 대규모 화훼단지인 그곳에서 어머니는 새로운 꽃들이 있는지 둘러보고 마음에 드는 화초와 화분도 사고 새로운 원예 정보도 얻으신다.

화초마다 잘 맞는 화분을 골라 예쁘게 심고, 크기와 색깔을 맞추어 마당에 배치하고, 잘 자라도록 물과 거름을 주고, 해충을 잡아주고, 화초가 크면 분갈이를 하고, 가지가 너무 자라면 적당히 잘라주고, 추우면 화분의 화초를 마당으로 옮겨 심거나 실내로 들여 겨울을 나게 하고, 일년초들은 씨앗을 받아 이듬해 다시 뿌릴 준비를 하며 분주히 화초농사를 지으신다.

어머니의 즐거운 소일거리 덕분에 우리 집 마당은 철철이 꽃향기로 가득하다. 봄에는 에니시다의 상큼한 향기가, 여름에는 백합의 매혹적인 향기가 그리고 가을에는 국화의 은은한 향기가 마당을 가득 채운다. 화초와 함께 고추며, 오이, 상추, 깻잎, 방울토마토, 호박도 튼실하게 자란다. 동네 이웃들 사이에서 우리 집의 멋진 마당은 꽤나 유명세를 타고 있고, 종종 구경을 하러 오기도 한다.

삶의 즐거움 속에서 커가는 치유력

병을 얻으면서 무료하게 보내시던 어머니가, 식물을 기르며 하루하루를 즐겁게 지내신다. 녀석들에게 매달리느라 당신이 환자라는 사실도 잊으셨고, 식물이 주는 생명의 기운을 받아서 덩달아 치유 에너지를 얻으신 것이다.

그것이 바로 원예요법이라는 것을 최근에야 알게 되었다. 원예요법은 스트레스 해소와 뇌 기능 활성화에 도움을 주는 대안의학으로, 임상에서 활용하는 곳도 있다고 한다.

환자에게 질병의 고통을 잊게 하고 즐거움을 주는 것은 모두 좋은 치료법이리라. 이 말은 아무리 좋은 치료법이라고 해도, 정작 환자의 마음을 불편하게 만드는 것이라면 재고의 여지가 있다는 뜻이다. 가령 질병 치유를 돕는 식단을 짜고 꾸준히 운동하는 생활을 하는 것도 좋지만, 그것이 환자에게 지겨운 일상이자 스트레스원이 된다면 본래의 목적을 잃을 수도 있다는 것이다. 즐거운 식사와 즐길 수 있는 운동이 되어야 한다. 그 어떤 것도 환자의 마음 상태를 등한시해서는 진정한 효과를 기대할 수 없을 것이다.

사람들의 마음은 다르다. 마음이 고통스러운 이유도 다르고 즐거움을 얻는 대상도 다르다. 어떤 사람은 누군가에 대한 미움이, 어떤 사람은 좌절된 꿈이, 어떤 사람은 외로움이 마음의 그늘을 만드는 요인이 된다. 그 어두운 감정을 밀어내고 기쁨을 채우는 방법도 모두 다를 것이다. 어머니의 경우에는 식물을 기르는 일이 삶의 무료함을 달래고 즐거움을 얻는 좋은 치료법이 되었다.

내 어머니처럼 즐겁게 몰입할 수 있는 취미를 가지면 질병 치유에 큰 도움이 될 것이다. 자신이 좋아하는 일에 매달리다 보면 마음속의 어두운 상념을 몰아내어 치유를 앞당기게 된다. 자신의 삶 속에서 기쁨과 즐거움을 적극적으로 찾고 그것으로 행복감을 키우며 살아간다면 병원에 갈 일이 별로 없을지도 모른다.

취미를 즐기기 힘든 상황이라면, 대신 상상으로 즐거움을 찾으면 된다. 현실과 상상을 잘 구분하지 못하는 우리 뇌가 상상 속의 기쁨을 실제라고 믿고 치유물질을 만들기 때문이다. 자신을 미소 짓게 하는 행복한 모습을 떠올리는 상상훈련은 의학계에서도 인정하고 있는 좋은 치료법이다. 즐거운 모습을 머릿속으로 그리는 상상을 통해 얼마든지 치유 에너지를 높일 수 있을 것이다.

작은 마당에서 식물을 기르며 행복을 찾으신 내 어머니. 암환자라는 사실이 믿기지 않을 만큼 활기찬 어머니는 마당에서 채소와 화초를 가꾸며 자주 콧노래를 부르신다. 그리고 마치 손자를 대하듯 녀석들 하나하나에게 애정을 쏟으신다.

"예쁜 애들아! 세상에서 우리 종훈이 다음으로 사랑하는 애들아, 잘 자라라."

"엄마가 손자 다음으로 사랑하는 게 화초라고? 그럼, 나는 몇 번째인데?"

"너는 저 끝에서 두 번째."

"끝에서? 왜?"

"너는 시집도 안 가고 내 속을 썩이고 있잖아."

말문을 닫게 하는 날카로운 지적이다. 그동안 어머니의 속을 얼마나 상하게 해드렸던가. 맨 끝이 아닌 것만 해도 다행인지 모른다.

어머니에게 기쁨만 주고 있는 착한 자식이자 생명력을 전하는, 자연의 의사인 식물들이 마냥 고맙기만 하다. 내 어머니의 사랑을 온통 빼앗거나 말거나.

02

병을 치유하며
삶을 치유

역경은 사람을 키운다. 고통스러운 시련 앞에서 우리는 삶을 변화시킨다. 진정 간절한 마음을 갖고 의지를 다지게 된다. 평범한 일상 속에서는 볼 수 없는 강력한 에너지를 끌어내고 빛나는 지혜를 발휘하기도 한다. 삶의 위기를 벗어나기 위해 자신의 잠재력을 총동원하는 것이다. 화재의 현장에서 불가사의한 힘으로 살아나거나 자식을 구하기 위해 초인적인 힘을 내는 경우처럼 말이다.

시련이라는 위기의 순간에 응집된 에너지는 결국 우리 삶을 도약하게 만든다. 그래서 많은 사람들이 큰 역경 속에서 눈부신 성공과 기적을 이루는 것이다. 역경은 분명 삶의 소중한 가치를 일깨우는 스승이자, 자신을 성장시키는 강력한 동력이다.

질병 또한 평소 알지 못했던 것을 가르쳐주는 더없이 좋은 스승이 된다. 건강할 때 우리는 건강의 소중함을 모른다. 그러나 환자가 되면 삶에서 소중한 것이 무엇인지를 비로소 깨닫게 된다. 건강이 얼마나 중요하고 가족의 사랑과 위로가 얼마나 귀한 것인지를 알게 되는 것이다. 무엇을 잃고 난 후에야 그 참된 가치를 알게 되듯이.

질병으로 고통받고 그 절망을 견뎌내면서 우리는 보다 깊고 보다 넓고 보다 큰 사람으로 성장한다. 나 역시 짧지 않은 간병의 시간 동안 많은 것을 배웠다. 내게 어머니가 얼마나 소중한 사람인지를 절감하는 시간이었고 다른 사람들의 고통도 헤아리는 날들이었다.

또한 편견을 버리고 보이지 않는 세계의 가치를 알게 되었고, 마음의 크나큰 힘도 가늠하게 되었다. 자신을 가둔 한계를 허물면, 세상에는 다양한 가능성이 있고 우리 모두에게는 무한한 가능성이 있음을 깨달은 것이다.

욕심을 비워내고 지금 가진 것에 감사할 수 있는 마음도 얻었다. 이루고 싶은 목표만 바라보며 현재의 삶에 불만을 느꼈던 내가 이미 안고 있는 많은 것을 비로소 볼 수 있게 된 것이다.

생각해보면 얼마나 감사한 일인가. 어머니가 난치병인 아토피와 중풍을 이겨내고, 암 진단을 받고도 건강하신 데 감사해야 하리라. 한 대안의학 병원에서 마음을 다해주는 고마운 의료진을 만나고, 그곳에서 큰 가능성을 가진 새로운 치료법을 알게 되고, 질병의 고통을 함께 나눌 환우들을 만나고, 불치라고 선고받은 병을 당당히 이겨내는 환우들을 기쁘게 지켜보고, 그들과 더불어 희망을 일궈온 모든 것이 크나큰 축복이리라.

어쩌면 살아가는 매 순간이 다 감사해야 할 일인지도 모른다. 오늘 이 순간 살아 있고, 사랑하는 가족을 볼 수 있고, 맛있는 음식을 먹을 수 있고, 좋은 책을 읽을 수 있는 데 모두 감사해야 할 것이다. 작은 것에서 기쁨을 찾았고, 현재 이 순간의 행복을 볼 수 있게 되었다.

지난날 나는 과거의 상처나 미래의 목표에 매달리느라, 현재의 삶을 살지 못했다. 과거에 이루지 못한 일에 연연하며 안타까워하고, 앞으로 이루고 싶은 꿈을 좇느라 지금 부족한 나 자신을 다그치며 살았다. 스스로 행복을 밀어낸 채, 멀리서 행복을 찾고 있었던 것이다.

어머니가 편찮으신 후로는 앞으로 병이 더 악화되는 건 아닌지, 혹시 곧 죽음이 닥치는 건 아닌지 불안감을 키우며 살았다. 미래를 앞당겨 걱정하면서, 지금 이 순간 무탈하고 건강한 것에 감사하지 못했다. 그러나 긴 투병의 시간 동안 진정으로 절망적인 상황이 있는 게 아니라, 절망적으로 보는 시각이 삶을 옥죄고 있음을 깨달았다.

노벨의학상을 받은 스트레스 연구의 대가 한스 셀리에(Hans Selye)는 '스트레스는 자극에 대한 반응'이라고 정의한다. 분노와 슬픔, 절망을 일으키는 온갖 스트레스는 '무엇 때문에', '누구 때문에' 비롯되는 것이 아니라 그것에 대한 반응, 즉 어떻게 생각하느냐에 달렸다는 말이다.

똑같은 스트레스 상황에서도 담담하게 받아들이는 사람이 있는가 하면, 화를 내거나 전전긍긍하는 사람도 있다. 문제는 바로 자기 자신이다. 나에게 스트레스를 주는 주체가 바로 나 자신인 것이다. 내가 처한 현실에 절망할 것인가, 아니면 시련이 주는 교훈을 새기며 희망을 찾을 것인가의 선택은 온전히 자신에게 달렸고, 그 선택에 따라 행불행이 갈린다.

스트레스 학설을 처음 제시한 한스 셀리에도 예순다섯 살에 망상 육종이라는 암에 걸려 죽음을 선고받았다고 한다. 그는 '남은 생을 차례를 기다리는 사형수처럼 우울하게 보낼 것인가, 아니면 내 몸을 연구대상이라고 긍정적으로 생각하고 불치병이 주는 스트레스를 밀어낼 것인가?' 라는 물음을 스스로에게 던졌고, 후자를 선택해서 결국 건강을 되찾았다.

절망적인 현실이 있는 것이 아니라 절망적으로 보는 시각이 문제라는 사실을 차츰 깨달으며 나는 변하기 시작했다. 비로소 삶을 감사의 눈으로 보고 긍정하는 여유를 갖게 된 것이다.

과거에 이루지 못한 일과 미래에 대한 불안을 밀어내고, '지금 이 순간'을 충실히 살고 '지금 여기'에 있는 나의 참 모습과 행복을 찾게 되었다. 이것이 바로 모든 종교와 영성수련이 지향하는 것이며, 동서양의 전 역사와 온 우주를 통틀어 흐르는 진리 아니던가.

현재 자신의 모습과 상황을 있는 그대로 받아들이고 순간순간의 기쁨을 찾을 수 있다면 우리 삶은 달라질 것이다. 멀리서 찾았던 행복이, 지금 바로 내 안에 있다는 것을 알게 될 것이다.

이런 귀한 깨달음은 어머니를 간병한 그 힘든 시절이 없었다면 도저히 얻지 못했을 것이다. 질병이 내게 준 아주 특별한 선물인 셈이다. 병은 그렇게 뭔가를 깨우치기 위해서 오고 가는 것이리라.

막막한 질병을 통해 내가 배운 것은 살아가는 동안 삶의 값진 자양분이 될 것이다. 우리는 병을 치유하면서 더불어 삶을 치유한다. 내가 그렇고, 내 어머니가 그렇고, 자기원의 환우들이 그렇고, 그리고 세상의 많은 환우들이 그렇듯이.

03

기적의 시크릿

어머니가 암 진단을 받고 5년의 세월이 흘렀다. 암 진단을 받은 후에 우리는 일반 병원에 간 적이 없다. 그래서 우리 가족을 절망의 수렁으로 밀어 넣었던 그 악성종양이 어떻게 되었는지 모른다. 처음 자기조절법을 시작할 때는, 얼마간 치료를 한 후에 다시 병원에서 검사를 해볼 생각이었다.

그러나 자기조절을 통해 몸이 회복되는 것을 느끼면서 암환자라는 공포감에서 벗어날 수 있었고, 병원의 영상 기기가 찾아내는 암세포에 연연할 필요가 없다고 여기게 되었다.

자신 안의 치유 에너지가 어떤 병도 이겨낼 것이며, 병을 의식하지 않고 평화와 기쁨을 찾는 것이 질병의 치유이자 삶의 치유라는 것을 깨달은 것이다. 내 어머니의 긴 투병 이야기는 극적인 반전을 보이는 해피 엔딩의 드라마가 될 것이라고 굳게 믿는다.

예전에 나는 기적을 믿지 않았다. 기적적으로 병이 나았고, 기적적으로 뭔가를 이루고, 기적적으로 운명을 바꾸었다는 말에 귀를 기울이지 않았다. 과장된 내용이거나 교묘한 기교이거나, 그것도 아니면 눈여겨볼 가치가 없는 불가사의한 예외일 것이라고 여겼다.

그러나 지금 나는 기적을 믿는다. 명확한 이론을 통해 논리적으로 설명할 수 없다고 해도, 현재의 지식으로 이해할 수 없는 것뿐이지 그 기적은 존재할 것이라고 믿게 되었다.

한서자기원이라는 참으로 특이한 병원에서 기적을 만든 많은 환우들을 보면서, 물질세계를 넘어 보이지 않는 세계의 가치를 알게 되면서, 사람의 마음의 힘을 깨달으면서, 우리 모두에게 기적을 일으킬 만한 잠재력이 있음을 알게 된 것이다.

기적은 영화나 소설에서만 일어나는 것이 아니다. 극소수 사람에게만 주어지는, 특별한 운명 같은 것도 아니다. 기적은 누구나 자신의 잠재된 힘을 깨울 때, 그 실체를 드러내는 것임을 이제 나는 안다.

미국의 외과의사이자 심신의학자인 버니 시겔은 기적이 우연의 일치가 아니라고 말한다.

"어떤 세대에서 기적이었던 일은 다음 세대에서는 과학적 사실이 된다. 우리 모두가 활용할 수 있는 내적 에너지에 의해 기적은 일어난다."

시겔 박사의 말처럼 기적의 메커니즘은 과학적으로 속속 밝혀지고 있다.

토론토대학교 정신의학과 교수인 노먼 도이지(Norman Doidge)는 불치의 뇌장애 및 질환을 기적적으로 치유한 환자들의 임상사례를 통해 "우리의 뇌는 스스로를 변화시키는 거의 무한대의 적응력을 가지고 있다"고 한다. 그는 뇌의 놀라운 변화 능력을 통해 기적을 만들고 현실을 바꿀 수 있는 가능성을 전한다.

유전자 연구의 세계적인 권위자인 무라카미 가즈오도 "거의 무한대에 가까운 힘이 우리 내부에 잠재되어 있다"고 한다. 그의 이론에 따르면 인간이 일반적으로 활용하는 유전자는 전체의 3퍼센트 정도이고, 나머지 97퍼센트는 잠자고 있다고 한다.

그러나 가즈오 박사는 "우리는 누구나 마음, 환경, 훈련 등을 통해 얼마든지 잠자는 유전자를 깨울 수 있고 무한한 잠재력을 발휘할 수 있다"고 한다. 이를테면 자신의 가능성을 굳게 믿고, 마음을 긍정적으로 바꾸고, 분명한 목표 의식을 갖고, 현실에 굴하지 않는 의지를 키우는 등의 노력을 통해 잠재력을 깨울 수 있다는 말이다. 우리는 끌어내기만 하면 되는, 삶의 보물창고를 가지고 있다는 것이 그의 주장이다.

평범한 우리 모두는 마음과 삶을 바꾸어 기적을 일으킬 힘이 있다. 그것이 불치병을 이겨내는 것이든, 성공신화를 만드는 것이든, 숨은 천재성을 끌어내는 것이든, 진정한 행복을 찾는 것이든. 수많은 기적이 일어나는 세상에서, 우리는 누구나 백만 번째 혹은 천만 번째 기적의 주인공이 될 수 있다.

2001년 아토피를 시작으로 중풍 그리고 2004년 암 진단을 받으신 내 어머니는, 그 이전보다 더 건강하고 활기차게 살고 계신다. 줄줄이 이어진 난치병을 모두 이겨내고 건강을 되찾으신 어머니 역시 기적이라고 말해야 하리라.

그러나 나는 그보다 더 큰 기적을 얻었다. 우리 모두는 자신의 삶을 바꿀 무한한 잠재력이 있다는 위대한 사실을 명쾌하게 깨달은 것이다. 질병의 굴레 속에서 힘겨웠던 세월이 준 그 보석 같은 깨달음이, 바로 내 삶이 얻은 가장 빛나는 기적일 것이다.

● ● ○ ○   **에필로그**

내 삶의 '특별한 선물' 인 그 시절을 그리며

자기원 환우들의 든든한 기둥이신 구한서 원장님은 얼마 전 뇌졸중으로 쓰러지셨습니다. 30년을 하루도 쉬지 않고 서울과 대구를 오가며 진료를 하시다가 결국 과로로 쓰러지신 것이지요. 쓰러지시기 얼마 전에도 서울 자택에 한 청년 환자를 데리고 계시면서 밤낮으로 돌보셨다고 합니다. 사고 후유증으로 의식을 잃었던 그 청년은 다시 살아날 수 있었지만 원장님은 쓰러지시고 만 것이지요.

편찮으신 원장님을 뵈면서 우리는 큰 충격을 받았습니다. 올해로 일흔일곱이신 원장님께서 당신의 몸을 너무 돌보시지 않는 것이 늘 염려스러웠지만, 평소 건강하셨기 때문에 그렇게 쓰러지실 수 있다는 것이 믿기지 않았지요. 언제까지나 건강한 모습으로 환자들을 진료하실 것이라고 믿었던 것 같습니다.

병석에 계신 원장님을 뵈면서 우리는 많이 울었지요. 원장님을 위해 할 수 있는 일이 기도밖에 없다는 것이 안타까웠습니다. 자기원의 많은 환우들이 같은 마음이었지요. 다행히 원장님은 의식을 차리셨고 자리를 털고 일어나셨습니다. 그러나 중풍 후유증으로 아직도 걸음걸이가 조금 불편하십니다.

평생 과로를 달고 사셨다는 것을 깨달으신 원장님은 그 후 일을 줄이셨지요. 대구 진료는 하시지 않고 서울에서만 쉬엄쉬엄 진료를 하시다가 요즘은 쉬고 계십니다. 원장님께서 완전히 털고 일어나셔서, 예전처럼 많은 환자들에게 큰 에너지를 넣어주시길 바랄 뿐입니다. 그 어디에도 희망이 없어 절망하는 영혼들에게 튼실한 희망이 되어주시길 온 마음으로 바랍니다.

그동안 많은 사람들에게 자기조절법을 전해온 자기원은 경기도 분당에 새롭게 분원을 냈고, 차츰 다른 지역에도 분원을 낼 계획이라고 합니다. 원장님의 제자들이 자기조절이라는 새로운 치료법을 더 많은 이들에게 널리 전하려 하고 있지요.

대구 자기원은 이동진 부원장님이 중심이 되어 진료를 하고 있습니다. 자기원의 최고참 직원인 성순영 선생님은 칠순이 되셔서 정년퇴직을 하셨지요. 요즘은 바깥어른과 함께 취미생활을 두루 하시며 즐겁게 보내신다고 합니다.

저희 어머니는 2004년 여름부터 2007년 봄까지 대구 자기원에서 암 치료를 받으셨지요. 자기조절로 암에 대한 두려움을 떨치고 심신의 건강을 회복하셨습니다. 인간의 잠재된 힘으로 어떤 병도 이길 수 있다는 것을 깨달으신 후로는, 자기원에 나가시지는 않고 대여받은 조절기로 집에서 스스로 치료를 하고 계시지요.

9년 동안 줄줄이 이어졌던 아토피와 중풍, 암을 이겨내신 어머니는 요즘도 건강하게 하루하루를 지내고 계십니다. 집 마당에서 식물을 기르시고 문간방 할머니를 챙기시고 여행도 다니시면서…….

어머니가 심신의 건강을 찾으신 후부터 저는 일에 완전히 복귀했습니다. 예전에 여행 작가로 일을 한 저는 어머니의 간병을 맡으면서 일을 모두 중단했지요. 어머니가 편찮으신 후로는 질병에 대해 공부하고 치유의 길을 찾기 위해 열심히 건강 서적을 읽었습니다.

환자 보호자로서 건강 책의 열렬한 독자였던 제가 이제는 건강 서적을 기획하고 건강 글을 쓰는 작가가 되었습니다. 어머니를 간병한 시간은 결국 직업의 방향까지 바꾸는 계기가 된 셈이지요.

어머니를 간병하면서 제가 책을 통해 위로와 희망을 얻었듯이, 지금 절망 속에 있는 이들에게 힘이 되는 삶의 치유서를 계속 만들고 싶습니다. 건강 서적을 집필하면서 많은 환자나 그 가족들과 소통하게 되었고 적잖게 보람을 느끼고 있지요.

앞으로도 제 안의 벽을 쉼 없이 허물면서 무한한 가능성과 만나고, 마음이 만드는 마법 같은 세상으로 계속 나아가기를 희망합니다.

자기조절법은 만능 의학이 아닙니다. 동양의학의 이론이 과학적 검증이 이루어지지 않은 탓에 동양의학을 모태로 한 자기조절법 역시 과학적 언어로 설명하는 데 한계가 있습니다. 또한 현대의학과 비교해 인체의 세밀한 생리작용에 대한 분석이 정밀하지 못하고, 응급 및 외과 질환에 대처하는 데에도 한계가 있지요.

그럼에도 우리가 자기조절법을 선택한 것은, 연로하신 어머니의 암 치료에는 자기조절이 적합하다고 판단했기 때문입니다. 암세포를 집중 공략하느라 면역계 전반을 위협하는 부분 중심의 공격적인 치료법보다는, 몸 전체의 에너지 흐름을 원활히 해서 전신의 건강을 도모하는 치료법이 더 나을 것이라고 생각한 것이지요. 그리고 희망을 전하는 구한서 원장님의 인술이 어머니의 마음을 움직이고, 그 마음의 힘이 결국 병든 몸에 강력한 치유 에너지가 될 것이라고 여겼습니다.

세상에 만능 의학과 요법은 없습니다. 저마다 장점과 단점이 있고, 자신에게 효율적인 치료법을 찾는 것은 환자와 가족의 몫입니다. 일반 병원에서 포기한 난치병 환자라고 해도 편견을 버리고 세상을 보면 분명 새로운 희망을 찾을 수 있습니다. 자신이 가진 생각의 한계를 세상의 한계로 여기지 않는다면 무수히 많은 가능성과 만나게 될 것입니다. 자기조절법은 그 많은 가능성 가운데 하나이지요.

질병을 치료하는 절대적인 힘은 '의사'에게 있는 것이 아니라 '환자' 자신에게 있습니다. 자기원에서 기적을 낳은 환자들은 물론이고, 세상에는 의학적으로 설명할 수 없는 기적 같은 치료 사례가 셀 수 없이 많습니다. 그런 기적은 모두 환자가 만든 것이지요.

어떤 불치병도 포기하지 말고 삶에 대한 희망을 가지시길 바랍니다. 자신에게는 어떠한 병도 이겨낼 힘이 있다는 사실을 굳게 믿고 의지를 갖는다면, 질병의 고통에서 벗어날 수 있습니다. '불가능'을 '가능'으로 바꾸는 것이 인간이 가진 마음의 힘이지요.

계속되는 질병의 굴레 속에서 막막했던 지난 세월……. 그 시절을 견디고 이기게 해준 자기원과 구한서 원장님께 감사드립니다. 아픈 기억일 수 있는 투병담을 책에 쓸 수 있도록 허락해주신 자기원 환우들에게도 감사의 말씀을 전합니다. 혹, 폐가 될까 염려되어 몇 분의 환우는 이름을 바꿔 실었습니다. 이 책에 소개되지는 않았지만 제 삶의 힘겨웠던 시절을 함께 해준 자기원의 모든 환우들에게 고마움을 전합니다. 이제는 그립기까지 한 그들이 모두 건강하시고 웃음 가득한 날들을 이어가시길 바랍니다.

지나간 것은 모두 아름다운 그리움이 된다고 했던가요. 제게 귀중한 가르침을 준 그 투병과 간병의 시간은, 언제까지나 제 가슴속에 따뜻한 불씨로 살아 있을 것입니다.

▶ 질병을 치료하는 절대적인 힘은 의사에게 있는 것이 아니라 환자 자신에게 있습니다.
어떤 불치병도 포기하지 말고 삶에 대한 희망을 가지시기 바랍니다.

〈참고문헌〉

《5만 명 살린 자기요법》 구한서 지음, 동아일보사, 2004년
《마음의 기적》 디팩 초프라 지음, 도솔 옮김, 황금부엉이, 2005년 ←개정판
《마음의 의학과 암의 심리 치료》 칼 사이몬튼 지음, 박희준 옮김, 정신세계사, 1988년
《마음의 치유》 기 코르노 지음, 강현주 옮김, 북폴리오, 2006년
《암이 내게 행복을 주었다》 가와다케 후미오 지음, 최승희 옮김, 정신세계사, 2004년
《마음》 이영돈 지음, 예담, 2006년
《암~ 마음을 풀어야 낫지》 김종성 지음, 전나무숲, 2008년
《마음이 지닌 치유의 힘》 조안 보리센코 외 지음, 장현갑 외 옮김, 학지사, 2005년
《웃음의 치유력》 노먼 커즌스 지음, 양억관 외 옮김, 스마트비즈니스, 2007년
《희망의 힘》 제롬 그루프먼 지음, 이문희 옮김, 넥서스, 2005년
《스트레스 솔루션》 닥 칠드리 외 지음, 하영목 옮김, 들녘미디어, 2004년
《긍정심리학》 마틴 셀리그만 지음, 김인자 옮김, 물푸레, 2006년
《긍정의 말이 몸을 살린다》 바바라 호버맨 레바인 지음, 박윤정 옮김, 샨티, 2007년
《인생 수업》 엘리자베스 퀴블러 로스 외 지음, 류시화 옮김, 이레, 2006년
《감사의 힘》 데보라 노빌 지음, 김용남 옮김, 위즈덤하우스, 2008년
《면역혁명》 아보 도오루 지음, 이정환 옮김, 부광출판사, 2003년
《자연치유》 앤드류 와일 지음, 김옥분 옮김, 정신세계사, 2005년
《뇌내혁명 1,2,3》 하루야마 시게오 지음, 심정인 외 옮김, 사람과책, 2002년
《분노가 죽인다》 레드포드 윌리엄스 외 지음, 고경봉 외 옮김, 한언, 2001년
《용서치유》 로버트 D. 엔라이트 지음, 채규만 옮김, 학지사, 2004년
《양자생물학》 글렌 라인 지음, 조인선 외 옮김, 미내사클럽, 2003년
《양자의학》 강길전 지음, 월간환경농업, 2007년
《치료하는 기도》 래리 도시 지음, 차혜경 외 옮김, 바람, 2008년
《명상》 김진묵 지음, 김영사, 2004년
《최면과 최면치료》 설기문 지음, 학지사, 2000년

《사랑은 의사》 버니 시겔 지음, 박희준 옮김, 고려원, 1990년

《기적을 부르는 뇌》 노먼 도이지 지음, 김미선 옮김, 지호, 2008년

《잠자는 유전자를 깨워라》 무라카미 가즈오 지음, 김현영 옮김, 양문, 2007년

《The Secret 시크릿》 론다 번 지음, 김우열 옮김, 살림Biz, 2007년

《꿈꾸는 다락방》 이지성 지음, 국일미디어, 2007년

《새로운 의학 새로운 삶》 전세일 외 지음, 창비, 2000년

《보완대체의학》 오홍근 지음, 아카데미아, 2008년

《위험한 의학, 현명한 치료》 김진목 지음, 전나무숲, 2007년

《약이 사람을 죽인다》 레이 스트랜드 지음, 이명신 옮김, 웅진리빙하우스, 2007년

《약이 병을 만든다》 이송미 지음, 소담출판사, 2007년

《공해천국 우리집》 이송미 지음, 소담출판사, 2004년

《아토피》 이송미 지음, 김영사, 2004년

KI신서 2068

참 '특이한' 병원 환우들의 '특별한' 기적 이야기
백만번째 기적

1판 1쇄 인쇄 2009년 9월 16일
1판 1쇄 발행 2009년 9월 28일

지은이 이송미 **펴낸이** 김영곤 **펴낸곳** (주)북이십일 21세기북스
기획·편집 나은경, 김선미, 김순란 **디자인** 이예숙 **마케팅·영업** 이경희, 서재필, 최창규
출판등록 2000년 5월 6일 제10-1965호
주소 (우413-756) 경기도 파주시 교하읍 문발리 파주출판단지 518-3
대표전화 031-955-2100 **팩스** 031-955-2151 **이메일** book21@book21.co.kr
홈페이지 www.book21.com **커뮤니티** cafe.naver.com/21cbook

값 12,000원
ISBN 978-89-509-2018-0 03510

이 책 내용의 일부 또는 전부를 재사용하려면 반드시 (주)북이십일의 동의를 얻어야 합니다.
잘못 만들어진 책은 구입하신 서점에서 교환해 드립니다.